PROF. DR.
WOLF-DIETER GERBER

Kopfschmerz und Migräne

Ursachen erkennen,
Schmerzen überwinden
Das 10-Schritte-Programm
zur Selbsthilfe

W0189394

Mosaik
bei GOLDMANN

Umwelthinweis:
Alle bedruckten Materialien dieses Taschenbuches
sind chlorfrei und umweltschonend.

Erweiterte Taschenbuchausgabe Januar 2000
Wilhelm Goldmann Verlag, München
in der Verlagsgruppe Bertelsmann GmbH
© 1998 Mosaik Verlag, München
in der Verlagsgruppe Bertelsmann GmbH
Umschlaggestaltung: Design Team München
unter Verwendung folgender Fotos:
Umschlag und Umschlaginnenseiten: Superbild/BSIP
Redaktion: Petra Kunze
Zeichnungen: M. Siniatschkin
Druck: Presse-Druck Augsburg
Verlagsnummer: 16255
Kö · Herstellung: Max Widmaier
DTP/Layout: Martin Strohkendl
Made in Germany
ISBN 3-442-16255-6

1 3 5 7 9 10 8 6 4 2

Inhalt

Vorwort

»Wenn der Kopf weh tut«, geht bei vielen Menschen nichts mehr. Das schöne Konzert, auf das man sich gefreut hat, fällt aus oder ist nur von geringem Genuß. Der schöne Abend mit Freunden, der schon lange geplant war, muß abgesagt werden oder wird zu einer lästigen Pflicht. »Wenn der Kopf weh tut« ist die Lebensqualität des Menschen stark beeinträchtigt, in vielen Fällen muß das Bett gehütet werden, um den Kopfschmerz ertragen zu können. Menschen mit chronischen, d. h. immer wiederkehrenden Kopfschmerzen, sind *nicht alleine*. Fast 75 Prozent aller Deutschen haben während ihres Lebens einmal eine Phase gehabt, in der sie unter Kopfschmerzen litten. Kopfschmerzen, die nicht auf einen grippalen Infekt oder auf einen Alkohol-Kater zurückgeführt werden konnten. 20 Prozent der deutschen Bevölkerung leiden gegenwärtig unter chronischen Kopfschmerzen, d. h. Kopfschmerzen, die immer wiederkommen und die die Lebensqualität der Menschen deutlich beeinträchtigen. Immer wieder können wir feststellen, daß viele Patienten alles versuchten, um die lästigen Kopfschmerzen loszuwerden. Fast alle Fachärzte – angefangen von Hausärzten über HNO-Ärzten bis zu Neurologen – werden meist nach und nach mit dem Wunsch aufgesucht, doch endlich Hilfe zu erhalten, oftmals vergebens. Die Volkskrankheit Kopfschmerz bleibt für viele Menschen ein unüberwindbares Geschehen, das zur

Hilflosigkeit und manchmal sogar zur Verzweiflung führen kann.

Dabei sind gerade in den letzten Jahren zahlreiche neue Erkenntnisse zur Diagnose und zur Therapie chronischer Kopfschmerzen gewonnen worden. Neue medikamentöse und nicht-medikamentöse Methoden haben dazu geführt, daß fast 90 Prozent aller Kopfschmerzpatienten zumindest Linderung, teilweise sogar Heilung erfahren können. Einen wesentlichen Anteil an der Bewältigung von Kopfschmerzen hat der Patient selbst. Sein Wissen um die Ursachen und Behandlung der Kopfschmerzen und die Aktivierung eigener Ressourcen im Sinne der Hilfe zur Selbsthilfe sind entscheidende Schritte in der Bewältigung der Erkrankung. Kopfschmerzexperten kennen insgesamt 165 Arten von Kopfschmerzen. Darunter sind lediglich zwei Kopfschmerzformen von besonderer Bedeutung, da fast 95 Prozent aller Kopfschmerzpatienten darunter leiden, nämlich die Migräneerkrankung und der chronische Spannungskopfschmerz. Kopfschmerzen, die durch Hirnturmore oder Hirnblutungen, aber auch durch Einwirkungen auf das Gehirn meist durch eine Gehirnverletzung auftreten können, sind meist sogenannte akute Kopfschmerzen, die oftmals durch eine optimale ärztliche Versorgung geheilt werden können.

Dagegen sind Kopfschmerzen vom Spannungstyp (Spannungskopfschmerzen) häufig über Monate, Jahre oder sogar Jahrzehnte andauernd, so daß die betroffenen Patienten jegliche Hoffnung auf Heilung verloren haben. Aber auch der Spannungskopfschmerz ist durch eine gezielte Behandlung durch den Kopfschmerzexperten und durch die aktive Mithilfe des Patienten selbst gut steuerbar und in vielen Fällen sogar heilbar, da diese Erkrankung oftmals auf ungünstige Lebensbedingungen (Streß) zurückgeführt werden kann. Die Migräne ist dagegen eine Erkrankung, bei der heute eine vererbte Neigung (Disposition) angenommen wird. Neuere wissenschaftliche Studien weisen darauf hin, daß es sich bei der Migräne um spezifische Störungen des Gehirns handelt. Störungen, die für den Patienten in der Regel zwar unangenehm, aber nicht gesundheitsbedrohend sind. Viele Kopfschmerzexperten betonen, daß die Migräne nicht heilbar, jedoch ebenfalls steuerbar ist. Menschen, die sich über Jahrzehnte hinweg mit Migräne und Spannungskopfschmerz quälten, sind nach Vermutungen der Kopfschmerzexperten häufig Menschen, die keine adäquate und optimale Behandlung erfahren haben.

Der vorliegende Ratgeber wendet sich an den Kopfschmerzpatienten selbst. In zehn Schritten zur Hilfe zur Selbsthilfe soll der Patient an der Bewältigung der Kopfschmerzerkrankung mitarbeiten. Es soll dabei angeregt werden, daß der Kopfschmerzleidende die Bemühungen seines Arztes oder Therapeuten durch eigene Aktivität unterstützt. Unter dem Motto »Kopfschmerz muß man nicht hinnehmen«, soll erreicht werden, daß der Kopfschmerzpatient selbst zu einem mündigen Menschen wird, der nicht die Verantwortung für seine Kopfschmerzen allein dem behandelnden Arzt oder Therapeuten überläßt, sondern der eben in Kooperation mit seinen unterstützenden Ärzten und Therapeuten den Kopfschmerz bewältigt.

In zehn Schritten werden Sie, liebe Leserinnen, liebe Leser, angeleitet, sich nun aktiv mit Ihrer Kopfschmerzerkrankung zu befassen, wobei Sie Techniken kennenlernen sollen, die Sie in Absprache mit Ihrem Arzt oder Therapeuten erlernen und erproben können. Ich wünsche Ihnen dazu viel Spaß und viel Erfolg.

Prof. Dr. W.D. Gerber

Epilog:

Tanja,
Erfahrungsbericht
eines Migränelebens ...

»Mein Name ist Tanja, ich bin 29 Jahre alt und bin Migränikerin. Ich möchte in mehreren Stufen und in mehreren Fragen, die ich mir selbst seit Jahren im Hinblick auf meine Erkrankung gestellt habe, erzählen. Dabei werde ich auf die Mythen dieser Erkrankung, die mich jahrelang bewegten, die ungelöste Klärung der Ursachen, auf das, was in meinem Gehirn während der Migräne abläuft, und natürlich auf die Möglichkeiten der Hilfe, die ich zur Bewältigung dieser Erkrankung gelernt habe, eingehen. Ich möchte durch das, was ich gelernt habe, mithelfen, daß Sie, die eventuell auch an dieser Erkrankung leiden, ein besseres Verständnis der Erkrankung und damit auch einen besseren Weg zu ihrer Bewältigung erhalten können. Zunächst erlauben Sie mir, daß ich ein wenig von mir erzähle.

Ich wurde als zweite Tochter von Eltern geboren, die sich, so wie sie mir sagten, von Anbeginn zwei Töchter gewünscht haben. Mein Vater ist Arzt für Allgemeinmedizin, und meine Mutter hat bis zu meiner Geburt als Lehrerin gearbeitet. Natürlich weiß ich nicht sehr viel über meine frühe Kindheit und Jugend. Doch in den Erzählungen meiner Eltern wurde ich als lebhaftes, immer neugieriges, höchst waches Kind beschrieben. Meine Schwester Lisa war den Aussagen meiner Eltern nach der absolute Kontrast zu mir. Sie war eher ruhig und schlief viel. Ich dagegen konnte kaum erwarten, daß die Sonne aufging und ich mein Temperament ausleben konnte. Es fiel meinen Eltern schwer, mich in meinen ersten Lebensjahren zu bändigen. Immer stand ich auf dem Kopf, machte Turnverrenkungen und hatte einen unersättlichen Wissensdurst. In allem war ich ein wenig schneller als meine Schwester Lisa. Ich lernte schneller laufen, war schneller trocken und sprach auch früher.

Heute weiß ich, daß meine Schwester während ihres ganzen Lebens unter meiner schnellen und quirligen Art litt. Bedeutsam für meine frühe Kindheit war sicherlich, daß ich schon frühzeitig an Bewegungen und Sport großes Interesse gefunden habe. Schon als Vierjährige wurde ich in unserem Sportverein als besonders talentiert entdeckt. Meine Eltern, aber auch die Sportlehrer, fingen an, mich zu fördern, und so kam es, daß ich schon im Alter von fünf Jahren an kleinen Wettkämpfen teilnahm. Meine Mutter sagte, daß ich immer die Erste und Beste sein wollte und häufig geweint habe, wenn es nicht geklappt hat. Offensichtlich war es dann auch genau das, die erste traurige Erfahrung meines Lebens, was die Migräne ausgelöst hat. Ich selbst weiß es nicht mehr ganz genau, aber meine Mutter hat sich diesen Tag in ihrem Tagebuch vermerkt. Ich war etwas älter als sieben Jahre und sollte auf einem Turnfest zum ersten Mal in einer Leistungsriege mitturnen. Die Art und Weise, wie ich die Übungen gelernt und perfektioniert hatte, ließen viele meiner Sportkameraden sowie meine Trainer und Eltern zu der Prognose kommen, daß ich wohl den Wettkampf gewinnen würde. Ich spürte bereits morgens ein Unbehagen in meiner Magengegend und war sehr aufgeregt. Der Wettkampf zog sich den ganzen Tag hin, und ich sah, daß meine Eltern mir die Daumen drückten. Aber da war ein

Mädchen, das von dem Balken nicht herunterfiel, das auf der Matte bereits den ersten Überschlag konnte, und ich sah schon meine Felle davonschwimmen. Am Ende reichte es für mich nur zum zweiten Platz, und ich fühlte große Beklemmung in mir. Ich war traurig, wütend, aber nicht in der Lage, meine Wut herauszulassen, vielmehr strahlte ich, überspielte das Gefühl und freundete mich sogar mit der Siegerin an. Wir tobten den ganzen Nachmittag, und es wurde Abend, bis wir nach Hause gingen. Meiner Schwester Lisa erzählte ich, daß ich einen schlechten Tag gehabt hatte, aber eigentlich hätte gewinnen müssen, nichts von meinen Gefühlen der Enttäuschung. Es war mir nicht möglich, mich zu beruhigen, ich sprang und hüpfte, es wurde schon fast 23 Uhr, bis endlich mein Vater, in der Zwischenzeit zornig und wütend geworden, Einhalt gebot und mich mit einem Klaps in mein Bett verfrachtete. Lange konnte ich nicht einschlafen. Es mag gegen ein Uhr gewesen sein, als ich dann vor Erschöpfung tatsächlich in den Schlaf versank. Kaum zwei Stunden später spürte ich ein Dröhnen in meinem Kopf. Ich wachte auf, rannte entsetzt in das Schlafzimmer meiner Eltern, die mich in ihr Bett nahmen. Ich fühlte mich zum Sterben elend, es war mir übel, und mein Kopf dröhnte auf der rechten Seite. Mein Vater nahm sofort ein chinesisches Öl, bestrich damit meine Schläfe und massierte sie. Nach kurzer Zeit mußte ich mich übergeben, immer wieder und wieder, und hatte das Gefühl, es würde nicht mehr aufhören. Zwischendurch massierte mein Vater wieder meine Schläfe und sprach beruhigend auf mich ein. Nach einer dreiviertel Stunde wurde ich immer müder und schlief schließlich ein.

Als ich am nächsten Morgen wach wurde, war der Kopf befreit, ich fühlte mich frisch und gut. Meine Mutter war traurig und ich hörte, wie meine Eltern den für mich so wichtigen Satz aussprachen: »Warum nur, warum muß sie auch eine Migräne haben?« Zu diesem Zeitpunkt wußte ich nicht, was eine Migräne war. Ich wußte nur, daß auch meine Mutter immer wieder einmal Kopfschmerzen hatte und sich dann zurückzog. Wir Kinder mußten dann ruhig sein, was mir sehr schwerfiel.

Von diesem Zeitpunkt an hatte ich immer wieder einmal eine Migräne. Seit meinem achten Lebensjahr litt ich darunter, zunächst in großen Abständen und meist nach ganz aufregenden Lebensereignissen in der Schule oder beim Sport. Als ich zehn Jahre alt war, erklärten mir meine Eltern, was eine Migräne ist. Sie schilderten mir, daß diese Erkrankung vermutlich vererbt sei, daß sich in meinem Gehirn eine Art Gewitter zusammenbraue, was daher komme, daß ich mich zuweilen überfordere. Ich spürte das Bemühen meiner Eltern, mich in meinen Anstrengungen und in meinem Ehrgeiz ein wenig zu bremsen. Aber ich spürte ebenfalls, daß sie selbst mich auch forderten und sich in meinem Erfolg sonnten.

Als ich in das Gymnasium kam, wurde meine Migräne schlimmer und ich entdeckte, daß ich gelegentlich auch andere Kopfschmerzen hatte, Kopfschmerzen, die nicht mit Übelkeit verbunden, die nicht auf eine Stelle im Kopf rechts oder links bezogen waren, sondern die vielmehr die ganze Stirn, ja auch den Hinterkopf betrafen. Ich hatte so ein Gefühl, als ob ich einen Helm, der meinen Kopf einschnürt, auf dem Schädel hätte. Später lernte ich, daß dieser Kopfschmerz *Spannungskopfschmerz* genannt wurde. Obwohl ich als Kind schon wußte, daß ich an diesen Kopfschmerzen litt, hatte ich es versucht zu verheimlichen und zu vertuschen. Niemand in meiner Klasse wußte jemals, daß ich Kopfschmerzen hatte. Gelegentlich fiel ich aus, aber nur, wenn es nicht anders ging. Oftmals saß ich mit einem brummenden Schädel in der Schule. Doch trotzdem bemühte ich mich und strengte mich an. Ich war zwar nicht Klassenbeste, gehörte jedoch zu den besseren Schülern. Es machte mir einen unbändigen Spaß, zu lernen und erfolgreich zu sein. Aber eigentlich war ich als Kind schon ängstlich, ich war oft traurig, wenn andere Kinder mich hänselten. Und es spornte mich mehr und mehr an, Leistung zu zeigen. Schon als Kind war ich nicht in der Lage, einem anderen eine Bitte abzuschlagen. Ausruhen, wie es mir meine Mutter oft empfahl, war mir so gut wie nicht möglich. Mit meinen Freundinnen und Klassenkameradinnen verstand ich mich sehr gut. Ich möchte fast sagen, daß ich beliebt war. Manchmal neideten sie mir meine sportlichen Erfolge. Aber ich hatte große Schwierigkeiten, damit umzugehen, wenn mich Erwachsene oder auch Gleichaltrige kritisierten. Kritik traf mich schon als Zehnjährige hart, und ich versuchte immer, sie zu umgehen, indem ich mehr und mehr Leistung zeigte. Ich wollte einfach niemandem Anlaß geben, mich zu kritisieren. Zum damaligen Zeitpunkt hatte ich etwa einmal im Monat eine Migräne und an zwei oder drei Tagen Kopfschmerzen.

Erst mit meiner Menstruationsblutung, die relativ spät im Alter von 14 Jahren einsetzte, wurde meine Migräne der meiner Mutter ähnlicher. Ich kann mich nicht mehr genau erinnern, aber ich glaube, daß meine erste Menstruationsblutung mit einer Migräne verknüpft war. Ich lag tagelang krank im Bett, und mein Vater bemühte sich sehr um mich. Da dachte ich das erste Mal an die Einnahme von Medikamenten. Zuvor hatte mein Vater und meine Mutter mir immer heilsames Öl auf die Stirn gestrichen, so daß ich mich selbst massieren konnte oder meine Eltern taten es. Diese Migräne jedoch, an der ich während meiner Menstruationsblutung litt, war durch nichts mehr beeinflußbar. Ich fühlte mich sterbenselend, mein Kopf, aber insbesondere mein Magen drehten sich, und erst nach zwei Tagen, nachdem ich wiederholt erbrochen hatte, löste sich das Gefühl in meinem Körper. Mir war kalt und heiß zugleich. Meine Hände und Füße waren eiskalt, wie abgestorben. In meinem Kopf dröhnte, hämmerte und pulsierte der Schmerz.

Nach einem Tag wußte mein Vater nichts anderes mehr zu tun, als mir eine Spritze zu geben. Später hat er einmal zu mir gesagt, es sei eine Aspisol-Spritze gewesen. Sie löste ein wenig meine Schmerzen, aber sie waren nicht völlig vorüber. Und etwa zwei Stunden später kam der Schmerz wieder. Von diesem Tag an empfahl mir mein Vater, das gleiche Medikament zu nehmen, das meine Mutter nahm, es war ein Ergotamin-Präparat, und ich nahm das Zäpfchen, das er mir verordnete, von da an regelmäßig beim ersten Anzeichen einer Migräneattacke. Diese Schwere der Migräne begleitete mich über meine ganze Schulzeit hinweg, etwa einmal im Monat, manchmal während meiner Menstruation, manchmal auch außerhalb dieser Zeiten. Häufig litt ich am Wochenende unter Migräne, und es wurde mir bereits damals mitgeteilt, daß die Migräne häufig in Entlastungsphasen auftritt.

Ich weiß bis heute nicht, warum ich mich für meinen Beruf entschieden habe. Vielleicht war es die Annahme, daß ich als Grundschullehrerin relativ flexibel sei. Ich konnte meinem Wunsch, Kinder zu bekommen, nachgehen und trotzdem berufstätig bleiben. Vielleicht glaubte ich auch, daß ich als Lehrerin besser meine Migräne bewältigen könnte, da ich nicht den ganzen Tag im Beruf stehen würde. Auch das kurze Studium von sechs Semestern lockte mich. Und dann waren da noch meine Eltern, die mir dringend dazu rieten. Das Verhältnis zu meinem Vater hat sich im Laufe der Jahre sehr verändert, ja, ich möchte sogar sagen, daß lediglich in meinen Krankheitsphasen mein Vater wirklich für mich da war; ansonsten war er mit sich selbst beschäftigt. Er ging seinem anstrengenden Beruf nach, war oft gereizt, und zuweilen wußte ich, daß die Ehe meiner Eltern auf der Kippe stand. Gerade dies hat mich besonders belastet, denn ich sah, daß meine Mutter eine eher hilflose und unselbständige Frau war. Auch sie kränkelte sehr, und oft hatte ich den Eindruck, daß mein Vater nur deshalb bei ihr geblieben ist, weil sie krank war. Ich hatte in meiner Jugend oft das Gefühl, meiner Mutter helfen zu müssen, sie war mir sehr viel ähnlicher als meine Schwester. Meine Schwester Lisa verstand sich mit meinem Vater besser. Es kam mir vor, als ob wir eine zweigeteilte Familie wären. Meine Mutter hörte mir oft zu, ging auf mich ein, versuchte, mich zu verstehen. Mein Vater war nur großzügig und freundlich, wenn ich Leistung brachte.

Meine Versuche, mit 18 Jahren ein wenig auszubrechen, waren von Mißerfolg begleitet. Lisa und ich durften nicht wie andere Kinder bis spät in die Nacht in die Diskotheken. Besonders meine ängstliche Mutter begründete ihr Verbot oftmals damit, daß auch das Flackerlicht in einer Diskothek zu einer Migräne führen könnte. Und Lisa, ja, Lisa war ganz anders als ich. Sie legte sich nicht mit meinen Eltern an, aber irgendwie setzte sie sich doch durch. Ich hatte oft das Gefühl, daß Lisa einfach klüger wäre als ich. Sie kämpfte nicht so dagegen an, machte dann aber doch das, was sie wollte. Sie nahm alles nicht so ernst und lebte ihr Leben. Ja, und Lisa hatte niemals in ihrem Leben Migräne.

Während meines Studiums im 3. Semester lernte ich Robin kennen, meinen heutigen Mann. Robin war zwei Jahre älter als ich und studierte im 6. Semester Jura. Schon in den ersten Tagen unserer Bekanntschaft wirkte Robin auf mich stark, selbstbewußt, und ich fühlte mich sehr geborgen bei ihm. Schon bald erfuhr er, daß ich unter Migräne litt. Aber hier wirkte er fast fürsorglich wie meine Mutter. Stundenlang massierte er meine Schläfen, hielt meine Hand und besorgte mir mein Medikament. Aber Robin war immer schon ein »Macher«. Er wollte, daß alles erledigt wird, ordentlich und pünktlich. Und ich kam ihm dabei sehr entgegen. Denn es war auch mein Prinzip, möglichst alles ordentlich und exakt zu machen. Schließlich heiratete ich Robin, und wir zogen in eine gemeinsame Studentenbude. Ein Jahr später schloß ich mein Examen als Lehrerin ab und ging als Referendarin an eine Grundschule. In den ersten zwei Jahren unserer Ehe trug ich den wesentlichen Anteil zu unserem gemeinsamen Lebensunterhalt bei. Auch wenn Robin zwischendurch jobbte, merkte ich, daß es ihm nicht recht war, daß ich mehr verdiente als er. Oftmals bekam ich von ihm zu spüren, daß er dieses und jenes nicht an mir mochte, daß er mich verändern wollte. Und ich spürte förmlich, wie ich mich immer mehr zusammenriß, schluckte und noch genauer und noch perfektionistischer werden wollte. Mein Beruf als Lehrerin machte mir anfangs sehr viel Spaß, und ich ging mit einem großen Enthusiasmus daran. Die Kinder mochten meine fröhliche und, wie ich auch glaubte, strahlende Art. Und auch mit meinen Kolleginnen und Kollegen in der ersten Schule hatte ich viel Glück. Sie förderten mich, hatten Nachsicht mit mir, wenn ich mal eine Migräne hatte. Damals begegneten mir auch andere Menschen, die unter Migräne litten. Meine Kollegin Monika und selbst mein Chef, der Direktor der Schule, klagten über Kopfschmerzen. Meine Migräne trat wie zuvor in regelmäßigen Abständen einmal, manchmal zweimal pro Monat auf. Da es meist am Wochenende war, konnte ich, zwar etwas erschöpft, aber doch mit neuem Schwung und Elan, am Montag wieder meine Arbeit beginnen. Nach einem Jahr mußte ich dann meine Schule wechseln, ich bekam eine feste Anstellung als Grundschullehrerin in einem kleinen Dorf, 15 Kilometer entfernt. In dieser Zeit absolvierte Robin sein juristisches Examen. Unsere Ehe steckte in einer großen Krise. Robin wirkte unausgeglichen, ständig aggressiv, machte mir wegen allem möglichen Vorwürfe und hatte auch eine kurze Affäre mit einer Kommilitonin. Ich fühlte mich damals sehr einsam. Schließlich fand ich bei meiner Schwester Lisa Rat und Mitgefühl. Auch meine Mutter machte mir eher Vorwürfe, wenn ich nicht, wie sonst üblich, einmal in der Woche angerufen hatte. Es war eine Zeit, in der meine Migräne in ihrer Häufigkeit und Dauer zunahm. Die liebevolle Zuwendung, die ich von meinem Mann Robin zuvor erfahren hatte, ging nunmehr über in ärgerliche Bemerkungen und Ungeduld. Ich versuchte, meine Schmerzen zu verheimlichen und benötigte immer mehr der Ergotamin-Zäpfchen. Auch die mir aus meiner Jugend bekannten anderen Kopfschmerzen (Spannungskopfschmerzen) nahmen ständig zu. Ich hatte manchmal drei bis vier Tage hintereinander Kopfschmerzen, und ich fing an, Unmengen von Aspirin und anderen Schmerzmitteln zu schlucken. Die Schule wurde mehr und mehr zur Last für mich, manchmal grauste mir vor der Fahrt in die Schule. Immer häufiger ließ ich mich krank schreiben oder ich ging mit dröhnendem Kopf in die Schule. Nach dem Examen meines Mannes und dem Beginn seiner beruflichen Tätigkeit ging es mir wieder besser. Ich nahm weniger Medikamente ein, die Migräne pendelte sich wieder auf ein- bis zweimal im Monat ein. Mein Mann, der als Referendar in einer Anwaltspraxis arbeitete, war so sehr mit sich selbst beschäftigt, daß er nicht mal mehr Zeit fand, mich zu kritisieren. Ich war nach wie vor unglücklich über unsere Ehe, aber nicht in der Lage, daraus Konsequenzen zu ziehen. Außerdem war ich schwanger, und ich hoffte, daß durch das Kind unsere unglückliche Beziehung neu und fruchtbar belebt werden würde. Die Zeit meiner Schwangerschaft habe ich in guter Erinnerung. Es war eine der glücklichsten Zeiten meines Lebens.

Obwohl ich zu Beginn der Schwangerschaft unter den üblichen kleinen Unannehmlichkeiten gelitten hatte, war ich fast neun Monate ohne Kopfschmerzen. Ich benötigte keine Medikamente mehr, mein Körper blühte förmlich auf. In dieser Zeit fand ich mein altes Selbstbewußtsein wieder und hatte das Gefühl, als ob ich zu neuem Leben erwachen würde. Auch mein Mann Robin war in dieser Zeit äußerst besorgt und zärtlich zu

mir, so daß ich das Gefühl hatte, daß sich alles nun zum Guten
wenden würde. Als unser Sohn Kevin geboren wurde, änderte
sich meine Kopfschmerzsymptomatik schlagartig. Die schwierige Geburt, das lange Warten auf das Kind, aber insbesondere
die erste schwere Migräne, die mich acht Tage nach der Geburt von Kevin ereilte, führte dazu, daß ich in eine neue De-
pression verfiel. So beschloß ich, mich für zunächst zwei Jahre
vom Schuldienst beurlauben zu lassen, um mich voll und ganz
meinem Sohn zu widmen. Kevin war von Anfang an ein sehr
unruhiges und lebhaftes Kind. Ich weiß es noch wie heute, daß
ich manchmal wochenlang nicht richtig schlafen konnte. Zu
jeder Tages- und Nachtzeit hatte Kevin mich gefordert. Robin
zog sich in dieser Zeit mehr und mehr zurück. Immer mit der
Begründung, daß er sehr viel zu tun habe. Bereits wenige Wochen nach der Geburt nahm ich rapide ab. Ich hatte keinen Ap-
petit mehr, fühlte mich ausgelaugt und vollkommen erschöpft.
In dieser Zeit half mir meine Mutter sehr. Sie versorgte zeitweise Kevin, so daß ich manchmal das Gefühl hatte, wieder
aufatmen zu können. Obwohl ich mir nicht zutraute, ein weiteres Kind betreuen zu können, drängte mich Robin sehr. Für
ihn war es einfach selbstverständlich, daß eine Familie zwei
Kinder haben sollte. Sicherlich lag es auch daran, daß ich mich
nach der Geburt sexuell zurückzog und Robin diesbezüglich
ungeduldig wurde. Obwohl ich noch nicht über den Berg war,
gab ich ihm nach und wurde nach weiteren acht Monaten erneut schwanger. Aus meiner Erfahrung wußte ich schon, daß
Migränekopfschmerzen während der Schwangerschaft häufig
aufhören würden, und aus diesem Grund freute ich mich erneut auf die zweite Schwangerschaft. Und tatsächlich, auch vom
Beginn der zweiten Schwangerschaft an war meine Migräne
verschwunden. Aus diesem Grunde genoß ich die Schwangerschaft erneut. Wie schon bei Kevin, blühte ich in den neun Monaten auf. Kevins Lebhaftigkeit und Unruhe beeinträchtigten

mich in dieser Zeit kaum. Auch Robins Abwesenheit und Gleichgültigkeit tangierten mich nicht sehr. Die Geburt unseres zweiten Kindes, eine Tochter, der wir den Namen Katrin gaben, verlief problemlos. Auch die Vorstellung, daß ich zunächst für weitere zwei Jahre vom Schuldienst befreit bleiben sollte, förderte mein allgemeines Wohlbefinden. So ließ es mich auch anfangs kalt, daß ich wenige Wochen nach Katrins Geburt wieder eine Migräne bekam. Katrin war anders als Kevin. Obwohl ebenso lebhaft, war sie mir doch von Beginn an sympathischer. Sie schrie weniger fordernd, schlief schon nach wenigen Wochen nächtens durch. Ich hatte nun zwei Kinder und stellte mich darauf ein. Meine Kinder waren für mich mein Lebensinhalt. Die Beziehung zu meinem Mann Robin wurde immer schwieriger. Ich war eher erleichtert, wenn er nicht im Hause war, und versuchte mich seinen sexuellen Wünschen zu entziehen. Es war fast zwangsläufig die Folge, daß sich in dieser schwierigen Beziehung eine letzte große Krise anbahnte.

Ich war 27 Jahre alt, Kevin fast zweieinhalb Jahre und Katrin sechs Monate, als mein Mann mir mitteilte, daß er ein sehr intensives Verhältnis mit einer Kollegin hatte. Ich werde den besagten Samstagabend, an dem er mir diese Mitteilung machte, nicht vergessen. Ich wirkte wie gelähmt, unfähig, etwas zu erwidern. Meine Gedanken drehten sich fast ausschließlich um das eine: meine Lebensangst, die Frage, wie ich ohne meinen Mann das Leben mit den Kindern bewältigen sollte. Robin kündigte zwar nicht direkt an, daß er uns verlassen wollte, jedoch schwang in seinen Äußerungen die ständige Drohung mit, daß er heute oder morgen das Haus verlassen könnte. Am Sonntag morgen wachte ich mit einer sehr schweren Migräne auf. Das mir bereits seit Jahrzehnten bekannte Dröhnen im Kopf war nicht das primäre, was mich sorgte. Meine rechte Hand wirkte pelzig und gelähmt. Mein rechter Mundwinkel hing herunter, ich sah eigenartige Dinge, mein Schlafzimmer wirkte wie verzerrt und dazu dieses fürchterliche Hämmern im Kopf. Zuerst dachte ich, daß ich wohl eine Migräne haben würde, doch dieses Lähmungsgefühl in meiner rechten Hand und meiner rechten Gesichtshälfte versetzte mich in Panik und Unruhe. Ich war kaum in der Lage, richtig zu sprechen. Robin bemerkte es sofort. Nach anfänglichem, eher abweisendem Verhalten bekam er es jedoch mit der Angst zu tun. Er fragte mich, ob er den Arzt rufen sollte, aber ich war zu stolz, um mir von ihm helfen zu lassen. So lehnte ich kopfschüttelnd ab. Als nach weiteren vier Stunden keine Besserung eintrat, das Dröhnen im Kopf immer stärker wurde und auch die Lähmungserscheinungen in meinen Händen und im Gesicht nicht aufhörten, bat ich ihn doch, den Notarzt zu rufen. Nach einer dreiviertel Stunde war ich in der Klinik. Zunächst wurde ich in die Innere, später in die Neurologische Klinik eingeliefert. Dort wirkte man sehr besorgt um mich. Bereits nach einer Stunde lag ich in einer Röhre, und man erklärte mir, daß man eine Computertomographie meines Kopfes durchführen wollte. Es wurde mir weiterhin erklärt, daß man vermutete, daß eventuell in meinem Gehirn eine Hirnblutung eingetreten sei. Obwohl ich mir große Sorgen um meine Kinder machte, kam eine Gleichgültigkeit, ja zuweilen sogar Erleichterung in mir auf. Ich hatte das Gefühl, daß es gut für mich wäre zu sterben. Mein Leben hatte ohne eine Familie und einen Partner sowieso keinen Sinn mehr. An den besorgten Gesichtern des Oberarztes und der Assistenzärzte, die um mein Bett herumstanden, merkte ich, daß es etwas Gefährliches in meinem Kopf sein könnte. Doch der Oberarzt entschied, mit weiteren Maßnahmen noch bis zum nächsten Morgen zu warten. Sie hängten mich an einen Tropf, und bereits nach kurzer Zeit ließen meine Kopfschmerzen nach. Am nächsten Tag, nach einem sehr ausgedehnten Schlaf, wachte ich auf, und alle Symptome waren verschwunden. Als ich auf meine Uhr schaute, war es bereits

16 Uhr. Ich mußte mehr als 14 Stunden geschlafen haben. Der Oberarzt schlug mir vor, erneut ein Computertomogramm zu machen, und ich stimmte zu. Erneut lag ich in dieser Röhre, die mir sehr unangenehm war. Ich durfte mich wenig oder gar nicht bewegen, verharrte mit leichtem Beklemmungsgefühl. Am nächsten Morgen, zur Visite, strahlte mich der Oberarzt an und teilte mir mit, daß ich eine sehr schwere, sogenannte komplizierte Migräne gehabt habe. Man würde auch Migräne-accompagnée dazu sagen. Ich verstand dies alles nicht. Keine Hirnblutung, warum diese Lähmungen? Der Oberarzt erklärte mir, daß es besondere Migräneformen gab, die auch mit solchen Begleitsymptomen wie Sprachstörungen, Lähmungen und dergleichen einhergehen könnten. Bereits am nächsten Tag sollte ich entlassen werden. Die freundliche und offene Art des Oberarztes sprach mich sehr an, und ich bat ihn um ein persönliches Gespräch, das er mir auch sogleich zusagte. Am Nachmittag rief er mich in sein Zimmer und hörte mir zu. Es war wie ein Zusammenbruch. Alle meine Gedanken, meine Sorgen, meine Empfindungen, meine Probleme sprudelten förmlich aus mir heraus. Es war wohltuend, daß er mir einfach nur zuhörte. Ich erzählte ihm alles von meiner Ehe, über meine Migräneleidensgeschichte und über meine Lebensangst. Zeitweise wirkte ich wohl in meinem Bericht sehr zerfahren, aufgeregt, dann wieder stockend und durch Weinen unterbrochen. Aber es war so wohltuend, mit jemandem zu sprechen, der zuhörte und verstand. Als ich mir nach einer Stunde meine Probleme von der Seele geredet hatte, erwiderte der Oberarzt nur wenig, empfahl mir jedoch, das gesamte Problem der Migräne einmal richtig anzupacken. Nicht nur, indem ich auf Medikamente vertraute, sondern, indem ich, vielleicht durch psychotherapeutische Maßnahmen, lernen sollte, mein Leben zu bewältigen. Das erste Mal in meinem Leben sprach jemand von Psychotherapie, und es wirkte auf mich wie ein Schock.

Sicherlich hatte ich Probleme mit meinem Mann, sicherlich hatte ich auch Probleme mit mir selbst, mit meinem Leistungsanspruch, mit meiner eigenen Überforderung. Ich hatte letztendlich doch eine glückliche Kindheit und ich befand mich doch nur im Augenblick in einer persönlichen Krise – und dann gleich zum Psychotherapeuten! Psychisch krank –, ist meine Migräne tatsächlich Ausdruck einer psychischen Erkrankung? Viele Fragen schossen mir durch den Kopf. Und wenn ich jetzt darauf zurückblicke, kann ich gut verstehen, wie es manchen meiner Leidensgenossinnen und -genossen gehen muß, die plötzlich damit konfrontiert werden, eine Psychotherapie zu beginnen.

Alles, was ich über Migräne in den Zeitungen gelesen hatte, lief darauf hinaus, daß diese Erkrankung eine organische Ursache habe. Warum dann eine Psychotherapie? In mir baute sich Widerstand auf. Nein, das hatte ich nicht nötig. Ich würde mein Leben selbst meistern können. So als ob er meine Gedanken lesen könnte, erklärte mir der Oberarzt, daß Psychotherapie heute nicht gleichzusetzen sei mit der traditionellen Vorstellung, auf einer Couch zu liegen und über seine Kindheit zu plaudern. Vielmehr versprach er mir einen integrativen Ansatz, wie er sagte, d. h., daß neben medizinisch-biologischen psychologische und verhaltensbezogene Maßnahmen eingeleitet werden könnten. Zu diesem Zeitpunkt war mir nicht klar, was er darunter verstand. Erst später, als ich mich dazu entschloß, ein solches Behandlungsprogramm aufzunehmen, wurde mir klar, daß Psychotherapie nicht etwas ist, was meine Persönlichkeit, was mein Ich derart verändern sollte, daß ich das Gefühl haben würde, durch den Fleischwolf gedreht zu werden. Ganz sanft, so empfand ich es zumindest, versuchte der Oberarzt, mich für dieses Behandlungsprogramm zu gewinnen, und er kündigte mir an, daß er diese Behandlung gemeinsam mit einem ihm befreundeten Psychologen und Psychotherapeuten durchführen wollte. Gleichzeitig gab er mir Zeit, darüber nach-zudenken, wies mich aber auch darauf hin, daß das gesamte Behandlungsprogramm etwa ein bis eineinhalb Jahre dauern würde. Spontan fielen mir sehr viele Fragen dazu ein. Er bat mich zunächst, diese Fragen aufzuschreiben, so daß wir sie in aller Ausführlichkeit später besprechen konnten. Dieser Klinik-aufenthalt und dieses Gespräch sollten mein Leben verändern.

Nun ist es acht Monate her, seit ich dieses Programm absol-viert habe, und ich habe sehr viel gelernt. Ich möchte Ihnen, liebe Leserinnen und Leser, die vielleicht ähnliche Probleme wie ich haben, Mut machen, um selbst aktiv Ihr Kopfschmerz-leiden anzugehen und zu bewältigen.

Alles Gute
Ihre Tanja

Der erste Schritt:

Kopfschmerzen erkennen

»Plötzlich sprach mich meine Nachbarin an. Ich würde so schlecht aussehen, sei ganz bleich, ob ich denn krank sei? Letztendlich habe ich ihr bestätigt, daß ich wohl krank sei. Ich teilte ihr mit, daß ich offensichtlich eine Darmverstimmung habe, weil mir so übel war. Die Kopfschmerzen habe ich ihr verschwiegen. Ich wollte ihr einfach nicht auf die Nase binden, daß ich unter Migräne leide. Ich weiß ja, daß viele Menschen dann denken, ich sei eine Drückebergerin oder bilde mir die Kopfschmerzen nur ein. Ich kann auch Mitleid nicht mehr ertragen, denn helfen kann mir ja doch niemand.«
(Frau D. M. 48 Jahre; Büroangestellte)

»Gestern war ich wieder mal bei meinem Hausarzt. Er hat mir Aspirin gegen meine Kopfschmerzen verschrieben. Seit fast einem Jahr nehme ich nun diese Tabletten ein. Fast jeden zweiten Tag bis zu drei davon. Viel besser ist der Kopfschmerz nicht geworden. Manchmal dröhnt es in meinem Kopf. Ich kann mich nicht konzentrieren. Wie soll ich nur meinen Job weiter durchführen mit diesen Kopfschmerzen? Mein Arzt sagte mir, ich hätte Spannungskopfschmerzen, und ich könne nur wenig dagegen tun. Aber ich kann doch nicht mein ganzes Leben lang mit diesen Kopfschmerzen leben!«
(Herr S. T., 37 Jahre; Dipl.-Ingenieur)

Vielleicht gehören auch Sie (liebe Leserinnen, liebe Leser) zu den etwa 20 Prozent Deutschen, die unter diesen beiden häufigsten Kopfschmerzen, der Migräne und dem Spannungskopfschmerz, leiden. Vielleicht haben Sie schon resigniert, nachdem Sie alles versucht haben, den Kopfschmerz wieder loszuwerden. Vielleicht sind Sie zu dem Schluß gekommen, daß Sie gegen Ihre Kopfschmerzen nichts tun können, daß Sie sie einfach hinnehmen und damit leben müssen.

Geben Sie sich eine Chance. Versuchen Sie, sich systematisch, Schritt für Schritt, dem Kopfschmerzleiden zu nähern und den Kopfschmerz und die verursachenden Bedingungen aktiv zu bewältigen.

Stellen Sie sich vor, daß Sie bei stürmischem, häßlichem Wetter bei Regen und Sturm unterwegs sind. Sie spüren den Regen, der Sie bis auf die Haut durchnäßt; Sie frieren und sehnen sich nach Wärme und häuslicher Geborgenheit. So ist auch der Schmerz. Er erfaßt unseren Körper, unsere Gedanken und Gefühle. Sein Verschwinden läßt uns wieder klar denken, unser Körper erholt sich, so als schiene die Sonne wieder. Dieses Bild soll Ihnen verdeutlichen, daß es im folgenden ausschließlich um Sie, um Ihre Gedanken, Gefühle und um Ihren Körper geht.

Im ersten Schritt geht es darum, wie Sie Ihren Kopfschmerz richtig erkennen und Ihrem Arzt damit helfen können, eine genaue Diagnose des Kopfschmerzes zu finden. Dies ist sicherlich nicht einfach, denn in der Medizin sind etwa 165 Arten von Kopfschmerzen bekannt. 92 Prozent aller Kopfschmerzpatienten leiden jedoch unter drei Arten chronischer, das heißt immer wieder auftretender Kopfschmerzen: der Migräne, dem Kopfschmerz vom Spannungstyp (allgemein als »Spannungskopfschmerz« bezeichnet) und dem Cluster-Kopfschmerz.

Wenn Ihr Auto im Winter einmal nicht anspringt, versuchen Sie selbst oder Ihre Werkstatt, die Ursache dafür zu finden.

Meist haben Sie Vermutungen, etwa fehlendes Benzin oder
eine defekte Batterie. Ihre Werkstatt versucht dann, die Ursache der Störung zu ermitteln, also eine *Diagnose* zu stellen.
Und genauso ist es bei Ihren Kopfschmerzen. Bevor Sie gemeinsam mit Ihrem Arzt oder Ihrem Therapeuten den Kopfschmerz behandeln, müssen Sie beide Näheres über die Art
Ihrer Kopfschmerzen erfahren.

Bitte beachten Sie, daß Kopfschmerzen zunächst nichts anderes
sind als ein Warnsignal. In der Tat kann ein solches Warnsignal
auf eine schwerwiegende Erkrankung hinweisen, etwa eine
Hirnerkrankung oder eine verformte Wirbelsäule oder auch
hohen Blutdruck sowie vielfältige körperliche Störungen, die
letztendlich zu einem *akuten* Kopfschmerz führen können.
Wenn dieser Kopfschmerz, unter dem Sie leiden, gerade erst
aufgetreten ist oder erst wenige Tage oder Wochen andauert,
so sollten Sie unbedingt so schnell Sie können zu Ihrem Hausarzt oder einem Neurologen gehen, um Ihre Kopfschmerzen ab-
zuklären. Alle weiteren Versuche, sich selbst mit Kopfschmerzmitteln zu behandeln, sind in diesem Falle nicht nur nicht sinnvoll, sondern womöglich sogar gefährlich.

> **Wichtig:**
> Ein akuter, erstmals aufgetretener Kopfschmerz sollte für Sie die *sofor-
> tige* Kontaktaufnahme mit Ihrem Arzt bedeuten. Dies sollten Sie auch
> dann unbedingt tun, wenn Sie bereits seit Jahren unter einem bestimm-
> ten Kopfschmerz wie der Migräne leiden, und sich dieses *Kopfschmerz-
> bild plötzlich verändert.*

Natürlich sollten Sie generell weder einen akuten noch chronischen, also bereits lang andauernden Kopfschmerz (laienhaft)
selbst behandeln. Beachten Sie, daß Kopfschmerzen in der
Regel Warnsignale des Körpers oder Ihres Gefühlslebens darstellen. Wenn Ihr Auto plötzlich während einer Fahrt stottert,

werden Sie ja bestimmt nicht den Motor mit einem Entroster behandeln, sondern einen Fachmann befragen, der in der Werkstatt eine genaue Diagnose der Störung suchen wird. Ähnlich ist es bei Kopfschmerzen. Verlassen Sie sich nicht auf Ihren gesunden Menschenverstand oder auf die gutgemeinten Ratschläge von anderen. Gerade bei der Volkskrankheit Kopfschmerz gibt es fast so viele Experten, wie es Patienten gibt. Der Markt an Wunderheilern oder Behandlern, die Ihnen Heilung versprechen, ist immens groß, was letztlich daran liegt, daß die Ursachen von Kopfschmerzen, wie der Migräne und des Spannungskopfschmerzes, noch nicht vollends geklärt sind.

Wie aber erkennen Sie den fachlich kompetenten Arzt oder Therapeuten, den Kopfschmerzexperten? Seit kurzem können Ärzte eine Zusatzausbildung zum fachspezifischen Schmerztherapeuten absolvieren. Fragen Sie Ihren Arzt danach, oder lassen sich einen dieser spezialisierten Ärzte nennen. Auch Psychologen und Psychotherapeuten können dann für Sie zuständig sein, wenn sie eine schmerzspezifische und verhaltenstherapeutische Zusatzausbildung erfolgreich abgeschlossen haben. Nähere Adressen, an die Sie sich wenden können, finden Sie im Anhang dieses Buches. Auf jeden Fall helfen Sie Ihrem Arzt oder Therapeuten bei dem Erkennen und bei der Diagnose Ihres Kopfschmerzes. Betrachten Sie dazu Ihren Kopfschmerz genauer.

Nehmen Sie also Ihre Kopfschmerzen unter die Lupe und beantworten Sie zunächst die ersten zehn Fragen:

	Ja	Nein
1. Leiden Sie unter Kopfschmerzanfällen, die zwischen vier und 72 Stunden andauern können, wenn Sie kein Medikament einnehmen (würden) oder eine Behandlung erfolglos bleibt?	☐	☐
2. Treten diese Kopfschmerzen häufig einseitig, manchmal auch wechselnd von einer Seite auf die andere, auf?	☐	☐
3. Spüren Sie bei diesen Kopfschmerzen einen pulsierenden oder pochenden Schmerz, z. B. in der Schläfenregion?	☐	☐

	Ja	Nein
4. Sind Ihre Kopfschmerzen gelegentlich oder immer mit Übelkeit oder sogar Erbrechen verbunden?	☐	☐
5. Treten Ihre Kopfschmerzen gelegentlich oder häufig auf, nachdem Sie zuvor Sehstörungen gehabt haben?	☐	☐
6. Haben Sie während der Kopfschmerzen schon einmal Sprachstörungen oder Gefühlsstörungen in mehreren Körperteilen erfahren?	☐	☐
7. Sind Ihre Kopfschmerzen von Lärm- und Lichtempfindlichkeit begleitet?	☐	☐
8. Können sich Ihre Kopfschmerzen beim Treppensteigen oder durch andere körperliche Aktivität verstärken?	☐	☐
9. Haben Sie beobachtet, daß Ihre Kopfschmerzen gelegentlich oder häufig durch etwas Bestimmtes (z. B. Nahrungsmittel, Alkohol, Regelblutung etc.) ausgelöst werden können?	☐	☐
10. Wachen Sie gelegentlich oder häufig aus dem Schlaf heraus oder am frühen Morgen mit Kopfschmerzen auf?	☐	☐

Halten Sie hier inne zu einem Resümee:

Wenn Sie alle Fragen mit *ja* beantwortet haben, leiden Sie unter der Migräneerkrankung. Die Fragen 5 und 6 weisen auf eine besonders schwere Form der Migräne hin (siehe unten). Für Ihre Diagnose »Migräne« sollten Sie mindestens zwei der Fragen mit *ja* beantwortet haben.

Bearbeiten Sie jetzt die nächsten 10 Fragen:

11. Dauern Ihre Kopfschmerzen nur kurz an, etwa ein bis zwei Stunden?	☐	☐
12. Würden Sie Ihre Kopfschmerzen als dumpf drückend bis ziehend beschreiben?	☐	☐
13. Verstärken sich Ihre Kopfschmerzen beim Treppensteigen oder durch andere körperliche Aktivität nicht?	☐	☐
14. Treten Ihre Kopfschmerzen vorwiegend auf, wenn Sie körperlich oder psychisch belastet sind (z. B. durch Streß)?	☐	☐
15. Treten Ihre Kopfschmerzen meist beidseitig, wie ein Band oder Helm um Ihren Kopf auf?	☐	☐
16. Haben Sie an weniger als 180 Tagen im Jahr Kopfschmerzen?	☐	☐
17. Leiden Sie unter einem (fast) täglichen Kopfschmerz, obwohl Sie nicht regelmäßig Schmerzmittel einnehmen?	☐	☐
18. Spielen Übelkeit und Erbrechen beim Kopfschmerz keine Rolle?	☐	☐
19. Fühlen Sie sich manchmal oder oft erschöpft oder ausgelaugt?	☐	☐
20. Sind Sie durch Ihre Kopfschmerzen in Ihrer Tagesaktivität nicht so stark beeinträchtigt (z. B. Sie müssen sich nicht hinlegen; Sie fehlen nicht oft im Beruf)?	☐	☐

Halten Sie hier inne zu einem weiteren Resümee:
Wenn Sie die Fragen 11 bis 20 jeweils mit *ja* beantwortet haben, leiden Sie vermutlich unter einem Spannungskopfschmerz. Die Fragen 16 und 17 beziehen sich auf zwei Formen des Spannungskopfschmerzes. Wenn Sie auf Frage 16 mit *ja* geantwortet haben, besteht der Verdacht auf einen sogenannten »episodischen Spannungskopfschmerz«. Haben Sie die Frage 17 mit *ja* beantwortet, leiden Sie vermutlich unter einem »chronischen Spannungskopfschmerz«.

Wichtig:
Vielleicht haben Sie alle 20 Fragen mit *ja* beantwortet oder zumindest einige der Fragen 1 bis 10 *und* 11 bis 20. In diesem Falle besteht der Verdacht, daß Sie unter einem sogenannten »Kombinationsschmerz« leiden. Das heißt *gleichzeitig* unter einer Migräneerkrankung und einem Spannungskopfschmerz.

Beantworten Sie abschließend noch die folgenden Fragen:

	Ja	Nein
21. Seit wann leiden Sie unter Kopfschmerzen? Geben Sie bitte die entsprechende Anzahl an: ...... Monate oder ...... Jahre		
22. An wie vielen Tagen im Monat leiden Sie durchschnittlich an diesen Kopfschmerzen? Geben Sie bitte die entsprechende Anzahl an: ...... Tage		
23. Welche Medikamente nehmen Sie in welcher Dosierung wie ein: bei Kopfschmerzen: Name: .... Anzahl ...... Name: .... Anzahl ...... Name: .... Anzahl		
24. Nehmen Sie täglich Schmerzmittel ein?	☐	☐
25. Nehmen Sie die Schmerzmittel auch vorbeugend ein?	☐	☐
26. Nehmen Sie zusätzlich Beruhigungs- oder Schlafmittel ein?	☐	☐
27. Fühlen Sie sich oftmals niedergeschlagen?	☐	☐
28. Haben Sie in der letzten Zeit oder in den letzten Jahren Ihren Schmerzmittelkonsum deutlich gesteigert?	☐	☐
29. Sind Sie praktisch nicht mehr schmerzfrei?	☐	☐
30. Ist es Ihnen fast nicht mehr möglich, Ihre Aufgaben in Beruf und Familie zu erfüllen?	☐	☐

Resümee:

Wenn Sie einige oder alle der Fragen 24 bis 30 mit *ja* beantwortet haben, leiden Sie mit großer Wahrscheinlichkeit unter einem sogenannten »schmerzmittelbedingten Kopfschmerz«.

Natürlich ist es nicht möglich, mit diesem kurzen Fragebogen alle Kopfschmerzformen zu berücksichtigen. Ebensowenig geht es darum, Ihnen den Eindruck zu vermitteln, Sie hätten eine Eigendiagnose erstellt, und könnten sich jetzt auch selbst behandeln. Vielmehr möchten wir Sie zum Nachdenken über Ihre Kopfschmerzen anregen, so daß Sie die Diagnose Ihres Arztes unterstützen können. Eine umfassende Kopfschmerzdiagnose kann nur Ihr Arzt stellen, der Sie auch körperlich untersucht hat. Es ist jedoch wichtig, daß Sie die wesentlichen

Die drei häufigsten Kopfschmerzformen

Merkmale	Migräne	Spannungs-kopfschmerz	Cluster-Kopfschmerz
Häufigkeit	variabel	gelegentlich bis täglich	1 oder mehr/Tag
Dauer	4–72 Std.	Std.-andauernd	30–120 Min.
Intensität	variabel	mittelschwer	unerträglich
Lokalisation	meist einseitig	beidseitig (Stirn)	immer einseitig
Schmerzcharakter	pochend, hämmernd	drückend	bohrend, brennend
Übelk./Erbrechen	ja (bei 60%)	selten	nein
Reizempfindlichkeit	ja (ausgeprägt)	gering	gering
Sehstörungen	ja (bei Sonderform)	selten	nein
Zunahme bei körperl. Aktivität	ja	nein	selten
Auslöser	ja (variabel)	Streß	Alkohol u. a.
Besondere Merkmale	Anfallcharakter, selten nach 40. Lebensjahr, 70% Frauen	»Helmgefühl« Männer und Frauen gleich, oft starke Raucher	Nasenfluß, gerötetes Auge, eher Männer

Merkmale Ihrer möglichen Kopfschmerzen gut kennen. In der Tabelle auf Seite 33 sind die Charakteristika und Merkmale von Migräne und Spannungskopfschmerz und Cluster-Kopfschmerz zusammengefaßt.

Wie erkennen Sie einen Migränekopfschmerz?

Wenn Sie an einer *Migräne* leiden, wird es Ihnen so gehen wie vielen Betroffenen. Sie wachen morgens früh meist mit Kopfschmerzen auf. Der Kopfschmerz verstärkt sich im Laufe des Tages und endet manchmal erst nach zwei oder drei Tagen. Es kann passieren, daß Ihnen übel wird und Sie sich erbrechen müssen. Bei manchen Patienten tritt erst durch häufiges Erbrechen Erleichterung ein. Sie haben das Gefühl, als ob der Kopf dröhnt. Der meist einseitige Schmerz pulsiert und pocht in den Schläfen und kann von einer auf die andere Seite wechseln. Sie möchten sich hinlegen und vor Licht und Lärm abschotten. Wenn Sie gezwungen sind, Ihre Tagesaktivitäten weiter durchzuführen, quälen Sie sich mehr oder weniger durch den Tag. Jedwede körperliche Anstrengung, wie das Treppensteigen, fällt Ihnen schwer. Sie spüren förmlich bei jedem Tritt Ihre Kopfschmerzen. Sie wirken bleich, haben kalte Hände und Füße und vielleicht das Gefühl eines heißen Kopfes. Lassen Sie sich nicht dadurch irritieren, daß Ihre Kopfschmerzen oftmals im Nacken beginnen. Gerade bei der Migräneerkrankung ist dies ein häufiges Symptom und hat absolut nichts mit der Wirbelsäule zu tun.

Bei manchen Patienten kann die Migräne Sehstörungen auslösen bis hin zu eingeschränktem Sehen, was gerade beim Autofahren zuweilen dramatisch sein kann. Ebenfalls selten kommen auch erhebliche motorische und sprachliche Störungen vor, wie Gefühlsstörungen in den Händen, Lähmungen und

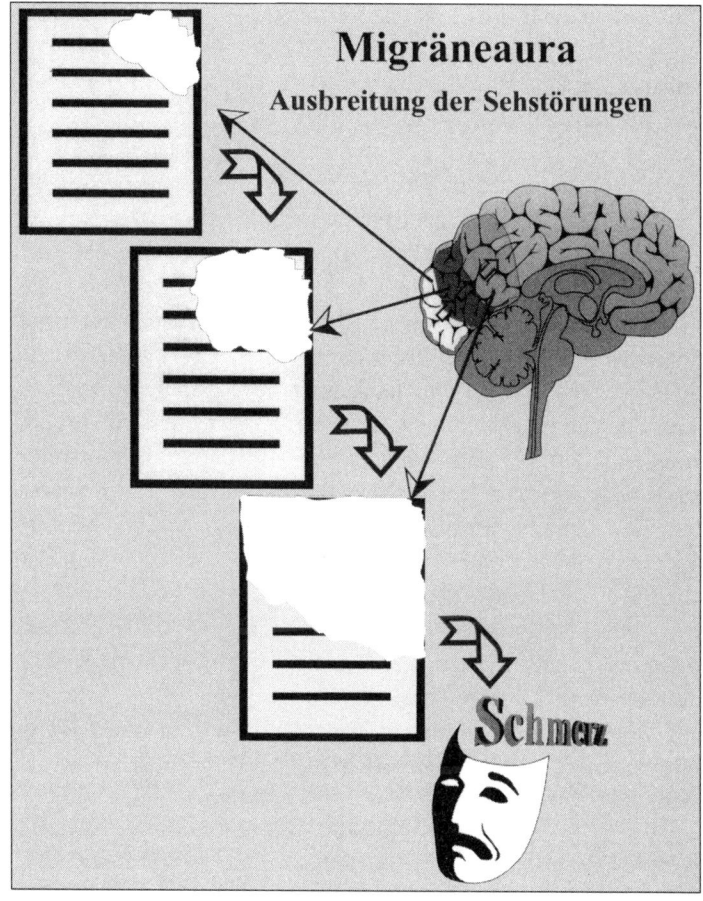

Wortfindungsstörungen. Treten die genannten Sehstörungen *(siehe Bild oben)* etwa 20 bis 30 Minuten vor dem eigentlichen Kopfschmerz auf, nennt man dies *Migräne mit Aura.* Werden Ihre Kopfschmerzen von den genannten Sprachstörungen, Körpergefühlsstörungen oder sogar Lähmungen begleitet, wird dies als eine *komplizierte Migräne* bezeichnet. Auf jeden

Fall sollten Sie Ihrem Arzt sehr ausführlich über solche Begleitsymptome berichten, damit dieser die Art des Kopfschmerzes
von anderen ernsthaften körperlichen Erkrankungen abgren-
zen kann. Schon jetzt können Sie versichert sein, daß trotz der
Schwere der Begleitsymptome nur in äußerst seltenen Fällen
durch eine Migräneattacke einmal ein gefährlicher körperlicher
Zustand (wie ein Infarkt) auftreten kann.

Eine Migräne tritt häufig schon im frühen Kindesalter auf,
wobei sich die kindliche Migräne von der Erwachsenenmigräne
deutlich unterscheiden kann. Kinder können zwar auch alle
Anzeichen von Begleitsymptomen, wie Übelkeit, Erbrechen,
Sehstörungen und dergleichen, zeigen, ihre Anfälle sind jedoch
meistens kürzer und können durch Schlaf nach wenigen Stunden
verschwinden. Häufige Vorboten für das erstmalige Auftreten
einer Migräneerkrankung im Kindesalter sind Bauchschmerzen
und das typische Bild einer Reisekrankheit. Kaum sind Ihre
Kinder angeschnallt, und das Auto setzt sich in Bewegung, schon
verspüren sie Übelkeit. Diese Überempfindlichkeit im Magen
tritt häufig bei späteren »Migränekindern« auf. Weitere Merkmale der Migräne werden wir in dem nächsten Kapitel noch
deutlicher ausführen. Übrigens: Bis zum Alter von 15 Jahren
leiden Jungen und Mädchen etwa gleich häufig unter Kopfschmerzen. Danach verschiebt sich das Verhältnis zu ungun-
sten der Frauen (30 : 70).

Wie erkennen Sie einen Spannungskopfschmerz?

Wenden wir uns nun dem zweiten Kopfschmerztyp, dem *Spannungskopfschmerz*, zu. Im Gegensatz zur Migräne ist die
Dauer dieses Kopfschmerzes sehr unterschiedlich. Er kann un-
behandelt 30 Minuten, dann aber auch andauernd, also 7
Tage die Woche auftreten. Experten bezeichnen einen Kopf-

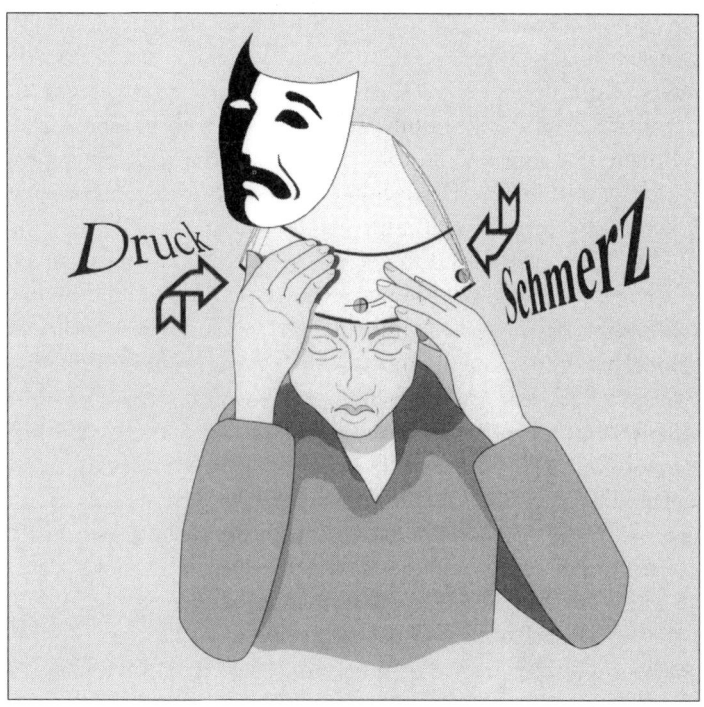

schmerz, der kurzfristig, und insgesamt weniger als 180 Tage im Jahr auftritt, als *episodischen Kopfschmerz vom Spannungstyp*. Bei Patienten die mehr als 180 Tage im Jahr fast täglich unter Kopfschmerzen leiden, wird von einem *chronischen Kopfschmerz vom Spannungstyp* gesprochen. Auch die Kopfschmerzcharakteristika sind ganz anders als bei der Migräne. Die Patienten berichten über einen drückend ziehenden, eben nicht pulsierenden Kopfschmerz, der wie ein »Helm«- oder »Band-Gefühl« beschrieben wird.

Körperliche Aktivität, wie Sport, verhindert oder verstärkt den Kopfschmerz nicht. Häufig sind die Stirn und die Augenregion davon betroffen. Begleitende Nackenschmerzen sind ebenso selten wie Lärm- und Lichtempfindlichkeit. Übelkeit und Erbrechen kommen fast nie vor. Ein besonderes Merkmal dieses Kopfschmerzes ist es, daß er, im Gegensatz zur Migräne, unmittelbar auftritt, also wenn der Patient sich in einer belastenden Streßsituation befindet, etwa immer dann, wenn er sich sehr angestrengt und konzentriert auf eine Prüfung vorbereitet. Der Spannungskopfschmerz tritt also meist unter *Streß* auf, die Migräne in der Regel *nach Beendigung des Stresses*, etwa an einem Wochenende oder zu Beginn des Urlaubs. Häufig beschreiben Migränepatienten, im Gegensatz zu Spannungskopfschmerpatienten, daß sie das Gefühl haben, bestimmte Bedingungen oder Situationen würden den Kopfschmerz auslösen, wie Alkohol oder ein verrauchtes Zimmer, manchmal sogar bestimmte Nahrungsmittel, wie Schokolade und Käse, oder die Regelblutung. Dies wird von Kopfschmerzexperten als sogenannte Auslöser oder Trigger-Faktoren bezeichnet, auf deren Bedeutung wir noch näher eingehen werden.

Wie erkennen Sie einen Cluster-Kopfschmerz?

Der sogenannte Cluster-Kopfschmerz tritt überwiegend bei *Männern* auf. Hauptmerkmal sind die sogenannten Cluster (oder Bündel). Patienten, die unter diesem Kopfschmerz leiden, berichten oftmals über monatelange schmerzfreie Zeiten, dann kann der Kopfschmerz wieder sehr häufig, manchmal sogar mehrmals am Tag einschießen. Gegenüber der Migräne gibt es keine Auslöserfaktoren für den Cluster-Kopfschmerz. Er tritt eher kurz (bis zu eine Stunde), aber sehr viel heftiger auf, meist einseitig, wobei ein gerötetes Auge und Nasenfluß (einseitig) besondere Kennzeichen sind. Viele Cluster-Kopfschmerzpatienten können den extremen Schmerz kaum aushalten, wollen sich am liebsten den Kopf an die Wand schlagen; manchmal sind Selbstmordabsichten erkennbar. Wenn die genannten Merkmale auf Ihren Kopfschmerz zutreffen, lassen Sie sich unbedingt einen Termin bei einem Neurologen geben und verweisen Sie auf den Verdacht eines Cluster-Kopfschmerzes. Der Neurologe wird Ihnen sicherlich weiterhelfen können.

Das besondere Kopfschmerzproblem

Wenn Sie unter täglichen Kopfschmerzen leiden, kann dies auch auf die regelmäßige (tägliche) Einnahme von Schmerzmitteln zurückzuführen sein. So paradox es auch klingen mag: Die tägliche Einnahme von höheren Dosen an Schmerzmitteln (selbst frei verkäufliche Analgetika wie das Aspirin) oder Migränemittel, können auf Dauer ebenfalls zu chronischen Kopfschmerzen führen. Der Patient nimmt Schmerzmittel zur Kopfschmerzbefreiung ein und verursacht gerade dadurch bei höheren Dosen und regelmäßiger Einnahmen einen »schmerzmittelbedingten Kopfschmerz«. Sie werden sich sicherlich fragen, wie hoch die Dosen sind. Dies schwankt von Patient zu Patient. Kopfschmerzexperten gehen davon aus, daß bereits 16 bis 20 mg Ergotamin (das sind acht bis zehn Zäpfchen pro Monat) diesen sehr unangenehmen Kopfschmerz verursachen können. Seien Sie also ehrlich mit sich selbst, notieren Sie sehr genau Ihren Medikamentenkonsum in den letzten sechs Monaten, und teilen Sie dies Ihrem Arzt mit.

Wichtig:
Wenn Sie unter einem schmerzmittelbedingten Kopfschmerz leiden, sind alle denkbaren medikamentösen und nichtmedikamentösen Behandlungsmethoden nicht wirksam. Hier hilft nur, gemeinsam mit Ihrem Arzt eine »Schmerzmittelentwöhnung« einzuleiten.

Neben den genannten Kopfschmerzformen geben Patienten häufig noch Schmerzen im Gesicht oder zumindest ein Ausstrahlen ins Gesicht an. Besuchen Sie einen Zahnarzt und fragen Sie danach, ob Ihre Zähne abgeschliffen sind. Nächtliches Zähneknirschen kann ebenfalls ein Hinweis auf einen Gesichtsschmerz sein. Ihr Zahnarzt wird Ihnen vielleicht mitteilen, daß Sie unter einer Kiefergelenkstörung leiden. Auch dadurch kann es zu Schmerzen in der Schläfenmuskulatur kommen.

> **Tip:**
> Nehmen Sie Zeige-, Mittel- und Ringfinger und stecken Sie diese waagerecht in Ihren Mund. Drehen Sie die Hand um 90 Grad nach links, so daß Sie Ihren Mund weit öffnen müssen. Wenn Sie jetzt Schmerzen im Kiefergelenk oder in der/n Schläfe/n verspüren, nehmen Sie Kontakt mit Ihrem Zahnarzt auf.

Kreuzen Sie nun die wahrscheinlichste Aussage an:

☐ Sie leiden womöglich unter einer *Migräne*, wenn Sie einen anfallsartigen Kopfschmerz haben, der in bestimmten Rhythmen (z. B. alle acht oder 14 Tage) auftritt, ein bis drei Tage andauert und durch Übelkeit, Erbrechen und Einseitigkeit charakterisiert wird.

☐ Sie leiden vermutlich unter einem *Spannungskopfschmerz*, wenn Sie kurze oder lange Phasen eines drückenden, helmartigen Kopfschmerzes ohne Übelkeit und Erbrechen, ohne Verstärkung bei körperlicher Aktivität, insbesondere bei Hektik, Zeitnot und sonstigen Streßsituationen haben.

☐ Sie leiden voraussichtlich unter einem *Cluster-Kopfschmerz*, wenn Sie bei sich einseitige Kopfschmerzen, ein deutlich gerötetes Auge und einseitigen Nasenfluß beobachten können.

☐ Sie leiden unter täglichen Kopfschmerzen, die vermutlich auf eine regelmäßige (tägliche) Einnahme von *Schmerzmitteln* zurückgeführt werden können.

Bringen Sie Ihrem Arzt Ihre Beobachtungen bei Ihrem nächsten Besuch mit. Am besten zeigen Sie ihm die Beantwortung der 30 Fragen (Seite 30ff.)

Der zweite Schritt:

Kopfschmerzen erklären

»Ich hatte schon von klein an mit Kopfschmerzen zu tun. Meinen ersten Migräneanfall erlebte ich im Alter von acht Jahren. Meine Eltern haben mir erzählt, wie es dazu gekommen ist. Ich sei von Geburt an ein quicklebendiges, häufig auch nervöses und überdrehtes Kind gewesen. Bereits im Alter von fünf Jahren wurde ich in einer Talent-Turngruppe aufgenommen. Als ich acht Jahre alt war, nahm ich einmal an einem Turnwettbewerb teil. Ich wollte unbedingt diesen Wettkampf gewinnen, weil ich zuvor immer durch mein überhastetes und nervöses Verhalten Zweite oder Dritte geworden war. Obwohl ich sehr konzentriert war, fiel ich trotzdem vom Balken. Ich war so wütend auf mich selbst, daß ich bis spät in den Abend hinein kaum zu beruhigen war. Mein Vater wurde dann gegen zwölf Uhr ärgerlich und ›verdonnerte‹ mich ins Bett. Vor Erschöpfung schlief ich offensichtlich ein; um drei Uhr wachte ich mit einer ersten Migräneattacke auf, mit Symptomen wie Übelkeit, Erbrechen und starken Kopfschmerzen. In der Folge habe ich bis heute zunächst einmal im Monat, später zweimal im Monat Migräneanfälle gehabt.
(Bericht einer Migränepatientin, heute 36 Jahre alt)

»Meine Kopfschmerzen begannen so etwa um die Zeit des Abiturs. Ich war psychisch sehr angespannt. In einigen Fächern

stand ich auf der Kippe. Ich büffelte und hatte fürchterliche Angst zu versagen. Ich kann mich noch daran erinnern, daß ich anfangs immer starke Nackenschmerzen gehabt habe. Mit der Zeit entwickelte sich ein leichter Kopfschmerz, der eher ein Druckschmerz war. Nach dem bestandenen Abitur zog ich zum Studium in eine andere Stadt, und schon bald bemerkte ich, daß ich immer häufiger ein Druckgefühl im Kopf und zudem Kopfschmerzen bekam. Meine Augen brannten und es war, als ob ich einen Helm aufhätte. Ja sicherlich, das Abschiednehmen von meinen Klassenkameraden und Freunden, aber insbesondere von meinen Eltern, das schlimme Heimweh, das ich verspürte, all dies war für mich eine schwierige, belastende Zeit. Ich kann daher nicht verstehen, daß ich heute noch immer diese Kopfschmerzen habe, wo ich doch jetzt einen Beruf habe und glücklich verheiratet bin. Aber es stimmt schon, meine Kopfschmerzen sind immer dann besonders stark, wenn ich durch die Kinder und durch meinen Beruf als Lehrerin belastet bin.«
(Bericht einer 42jährigen Patientin mit Spannungskopfschmerzen)

Die Mystik um die Kopfschmerzen

Jeder Schmerz fing irgendwann einmal an; kaum ein Schmerzpatient leidet unter seinen Beschwerden von Geburt an. Wenn ich mir die Finger verbrenne, weiß ich ganz genau, woher der Schmerz kommt. Bei der Migräne und dem Spannungskopfschmerz zermartern sich viele Patienten jahrelang den Kopf, ohne auf eine klare Ursache zu stoßen. Aber auch die Ärzte sind oftmals ratlos, denn die eigentlichen Ursachen dieser Kopfschmerzformen sind noch nicht vollends bekannt. Bei beiden Kopfschmerzerkrankungen finden sich trotz umfassender medizinischer Untersuchungen keine körperlich faßbaren

Störungen, sieht man einmal von den manchmal bestehenden Muskelverspannungen ab. Aber diese lassen sich in der Regel nicht auf eine organische Störung wie einen Gehirntumor oder eine Schädigung der Halswirbelsäule zurückführen. Diese Tatsache führt dazu, daß die verwegensten Spekulationen um diese Kopfschmerzerkrankungen im Umlauf sind. Das Spektrum der Erklärungen reicht von mystischen Vorstellungen über psychische Störungen bis hin zu Störungen im Gehirn.

Wichtig:
Seien Sie beruhigt: Bei der Migräne und beim Spannungskopfschmerz finden sich keine faßbaren körperlichen Krankheitsursachen. Sie werden als primäre Kopfschmerzen bezeichnet. Weder das Gehirn selbst noch das Skelettsystem (z. B. die Halswirbelsäule) sind erkrankt. Leider läßt sich eine Migräne nicht heilen, aber bestimmt lindern und in den Griff kriegen. Sollten sich körperliche Störungen finden, handelt es sich um sekundären Kopfschmerz.

Was wissen Sie über die Ursachen Ihrer Kopfschmerzen?
Überprüfen Sie Ihr Wissen, indem Sie die nachfolgenden Fragen beantworten:
- Meine Kopfschmerzen sind
  - ☐ vererbt.
  - ☐ auf einen Hirnturmor zurückzuführen.
  - ☐ auf meinen Streß zurückzuführen.
  - ☐ auf die Erziehung durch meine Eltern zurückzuführen.
  - ☐ auf Umstände wie das Wetter, Amalgam etc. zurückzuführen.
  - ☐ ... kann ich mir nicht erklären.
- Während meiner Kopfschmerzen
  - ☐ erweitern sich meine Hirngefäße.
  - ☐ verengen sich meine Hirngefäße.
  - ☐ entzünden sich meine Gefäße.
  - ☐ verkrampft sich die Muskulatur.
  - ☐ ... ich weiß nicht, was da abläuft.

Viele Patienten wissen sehr wenig über die Ursachen ihrer Kopfschmerzen. Dies ist verständlich, denn bis heute sind die wirklichen Ursachen von Migräne und Spannungskopfschmerzen noch nicht vollends bekannt. Warum bekommt jemand gerade Migräne, wie kommt es zu dem ersten Migräneanfall, warum ist der Schmerz einseitig? Auf viele dieser Fragen wissen Kopfschmerzforscher auch heute noch keine erschöpfenden Antworten. Trotzdem konnten gerade in den letzten Jahren viele neue Erkenntnisse gewonnen werden, die das »Puzzle Migräne« langsam sichtbar machen.

Insbesondere um die Migräne entwickelte sich in den letzten Jahrhunderten eine Mystik, die von Begriffen wie Frauenkrankheit, Krankheit der höheren sozialen Schicht, Hypochondrie, Hormonkrankheit, Erbkrankheit bis zur psychosomatischen Erkrankung reichte. Die Mystik der Migräne hat sicherlich dazu geführt, daß viele Menschen, die unter dieser Erkrankung leiden, dazu neigen, ihre Kopfschmerzerkrankung zu verbergen, um nicht als psychisch krank oder als hysterisch abgetan zu werden. Viele Patienten verheimlichen ihre Erkrankung, als seien sie aussätzig.

Erich Kästner beschreibt dieses Vorurteil trefflich in seinem Buch »Pünktchen und Anton«: »*Nach dem Mittagessen kriegte Frau Direktor Pogge Migräne. Migräne sind Kopfschmerzen, auch wenn man gar keine hat.*« Warum besteht aber eine solche Mystik und derart abwertende Beschreibung von Menschen, die unter diesen Beschwerden leiden? Ein wesentlicher Grund ist sicherlich der, daß nach wie vor die Ursachen dieser Erkrankung nicht gefunden wurden. Dies erstaunt um so mehr, da bereits vor 5000 Jahren erstmals in ägyptischen Schriften die Migräneerkrankung beschrieben wurde. Tausende von Artikeln und Büchern wurden über diese Erkrankung geschrieben, von der wir heute zwar recht gut wissen, was im Gehirn während einer Migräneattacke abläuft, deren eigentlichen Ursachen aber nach wie vor noch nicht ganz erklärt sind. In den letzten Jahren wurde eine Reihe neuer Erkenntnisse gewonnen, die uns das undeutliche Bild der Migräne mehr und mehr erhellen.

Was sind die möglichen Ursachen von Migräne?

Anhand der Merkmale, die der Migränepatient, bei sich selbst oft erkennt, möchten wir versuchen, Ihnen die möglichen Ursachen dieser Erkrankung zu verdeutlichen.

Wer ist der Migränepatient?

Diese Frage mag Sie überraschen. Sind Migränepatienten wirklich anders als Menschen, die keine Migränekopfschmerzen haben? Einige Untersuchungen an Kindern, die unter Migräne litten, aber auch von Familien, in denen Migränekinder und -erwachsene lebten, ergaben überraschend Hinweise darauf, daß Migränepatienten sich offensichtlich schon von Geburt an von ihren gesunden Geschwistern unterscheiden, auch dann, wenn sie noch keine Migräne hatten. Migränekinder sind häufig lebhafter, aufgeweckter, nervöser, unkonzentrierter und insbesondere reizempfindlicher. Vielleicht ging es auch Ihnen so, daß in Ihrem Zeugnis stand, daß Sie zu zappelig und unkonzentriert seien. Viele Eltern beschreiben ihre Migränekinder als Kinder, die permanent unter Strom stehen und kaum ruhig zu halten seien. Ältere Migränepatienten geben häufig an, daß sie äußerst lärm-, licht- und geruchsempfindlich sind. Viele heben hervor, daß sie immer auf dem Sprung sind und Langeweile möglichst vermeiden.

Alle diese Verhaltensweisen könnten durch Erziehungsfaktoren bedingt sein. Zwillings-Forschungsuntersuchungen zeigten jedoch, daß Migränekinder wesentlich häufiger bereits von Geburt an diese Verhaltensmerkmale zeigen. Es läßt sich daher nicht ausschließen, daß Migräniker von Geburt an – wie wir es gerne beschreiben – einen schnellen Wagen, z. B. einen *Porsche,* in ihrem Gehirn haben, der die genannten Verhaltensmuster aktivieren kann. Jede Eigenschaft, wie Überempfindlichkeit auf Reize oder die emotionale Sensibilität eines Menschen, kann auf Vorgänge im Gehirn zurückgeführt werden. Aus diesem Grund nehmen Kopfschmerzwissenschaftler heute an, daß bei der Migräne eine angeborene Überempfindlichkeit des Gehirns gegenüber äußeren und inneren Reizen besteht. Äußere Reize können z. B. akustische und visuelle Reize sein. Es ist bekannt, daß Migränepatienten Lärm, wie ein klingelndes Telefon, schlechter ertragen können als Gesunde, auch dann, wenn Sie nicht unter einem Migränekopfschmerz leiden. Am einfachsten läßt sich dies so erklären:

Der Migränepatient hat einen Seismographen, eine Antenne, mit der er sehr empfindlich auf äußere Reize reagiert, so daß es ihm schwerfällt, sich zu konzentrieren. Vielleicht ging es Ihnen auch schon einmal so, daß Sie auf einer Gesellschaft in ein Gespräch mit einem Bekannten vertieft waren, und Sie hörten plötzlich in einigem Abstand, daß jemand anders über Sie sprach. Da Sie Ihren Seismographen besonders ausgefahren hatten, fiel es Ihnen wahrscheinlich schwer, sich auf das weitere Gespräch mit Ihrem Bekannten zu konzentrieren.

Alles spricht dafür, daß die Migräne eine sogenannte Reizverarbeitungsstörung des Gehirns ist. Womöglich ist diese Störung vererbt. Sie mögen jetzt etwas erschrocken sein, doch wir möchten Sie auf die Vorteile dieses *Porsches im Kopf* hinweisen. Eine Migränepatientin sagte uns einmal, daß sie das Gefühl habe, sie sei anderen Menschen immer sechs Stunden voraus. Sie beschrieb damit mit Stolz ihre Schnelligkeit und geistige Wendigkeit. In der Tat sind Migränemenschen häufiger kreativ, haben eine sehr schnelle Auffassungsgabe und können wesentlich rascher als andere Menschen soziale Zusammenhänge erkennen. Ein Unternehmer, der dies erkannt hatte, hat uns einmal geschrieben, daß er am liebsten nur Migräniker einstellen würde. Menschen, die unter Migräne leiden, sind durch ihre aktive, oftmals auch lebensbejahende und positive Art beliebt. Sie sind engagiert und haben, wie wir heute wissen, die Geschichte beeinflußt. Persönlichkeiten wie Elisabeth I. und II. von England, Hildegard von Bingen, Karl Marx, Friedrich Nietzsche, Alfred Nobel und viele andere haben trotz ihres Migräneleidens – oder gerade deswegen – Großartiges geleistet.

> **Fazit:**
> Durch Ihren *Porsche im Kopf* sind Sie sicherlich kein langweiliger, sondern ein aktiver und kreativer Mensch. Darauf sollten Sie stolz sein!

Der erste Migräneanfall

Nach wie vor wissen wir nicht, warum es letztlich zu einem ersten Migräneanfall kommt. Die meisten Menschen, die in ihrem Leben eine Migräne entwickelten, können eindeutige Zusammenhänge nicht finden. Durch intensive Befragung von Migränepatienten konnte jedoch herausgefunden werden, daß durch besonders starke Einwirkungen auf das Gehirn, wie z. B. eine Gehirnerschütterung oder eine extreme psychische Überforderung, eine erste Migräneattacke ausgelöst werden kann. Es wird heute angenommen, daß damit das biologische Gleichgewicht in einem bestimmten Teil des Gehirns, dem sogenannten Hirnstamm, gestört wird und es schließlich zu einer lebenslangen Fehlregulation dieses Teils des Gehirns kommt.

In unserem Autobild gesprochen bedeutet dies, daß von Anfang an im Motor ein bestimmter Kolben verbogen war. Das Auto läuft trotzdem, jedoch mit gelegentlichem »Mucken«. Auf jeden Fall ist der Motor nicht defekt.

Migräne als Reizverarbeitungsstörung

Wie beschrieben liegt bei der Migräne offensichtlich eine Reizüberempfindlichkeit des Gehirns vor.

In unserem Autobild können Sie sich das am besten so vorstellen, daß der Migränepatient tagtäglich seinen *Porsche im Kopf* in einem hohen Drehzahlbereich fährt. Vielleicht haben auch Sie manchmal das Gefühl, förmlich nicht mehr zum Stillstand zu kommen und damit mehr und mehr zu überdrehen. Wenn wir uns vermehrt antreiben, produzieren wir bestimmte Stoffe im Gehirn, die als sogenannte Neurotransmitter bezeichnet werden. Diese Stoffe sind unter anderem dazu da, Informationen im Gehirn »elektrisch« von einem Ort des Gehirns zum anderen zu transportieren. Es ist heute allgemein bekannt, daß Migränepatienten vermehrt das Streßhormon Noradrenalin und den Botenüberträgerstoff Seratonin produzieren. Vereinfacht gesprochen kann eine Erhöhung des Noradrenalin- und des Seratoninspiegels im Gehirn zu dem Gefühl des Aufdrehens bis hin zur Euphorie führen. Haben Sie schon einmal beobachtet, daß Sie ein bis zwei Tage oder sogar kurz vor einer Migräneattacke vermehrt Heißhunger auf Käse und Süßigkeiten oder Schokolade hatten, oder daß Sie ein bis zwei Tage vorher in der Früh aufgewacht sind und das Gefühl hatten, sehr kreativ, fast euphorisch zu sein?

Neuere wissenschaftliche Untersuchungen konnten zeigen, daß Migränepatienten offensichtlich ihr Gehirn von Tag zu Tag »elektrisch immer mehr aufladen«, so daß das Gehirn kurz vor der Migräneattacke am höchsten erregt ist und es dann in der Migräneattacke förmlich zu einem Zusammenbruch der Erregung kommt. Diese Erkenntnisse haben dazu geführt, daß Kopfschmerzexperten heute davon ausgehen, daß eine Migräneattacke offensichtlich *einen Schutz des Gehirns gegenüber einer Reizüberflutung und Reizstimulation* darstellt. Man kann paradoxerweise sagen, daß sich das Gehirn durch den Migräneschmerz *Erholung* erzwingt, Sie quasi den Anfall unbewußt einleiten, um Ihrem Gehirn Erholung zu verschaffen.

Der *Porsche im Kopf* kommt ins Stocken und zum Stillstand. Der Migränepatient muß den Raum verdunkeln, sich vor Lärm schützen und hinlegen. Viele Migränepatienten können dies nicht akzeptieren, nehmen Kopfschmerzmedikamente ein, um weiter zu funktionieren bzw. ihren *Porsche* weiterhin auf Hochtouren zu fahren. So erklärt sich, daß der *Porsche* immer häufiger liegenbleibt, also immer öfter die Migräneattacken auftreten. Wir Ärzte nennen dies *Chronifizierung*.

Fazit:
Der Migräne-Anfall ist das Ende einer zunehmenden Aufladung Ihres Gehirns. Heißhungergefühle nach bestimmten Nahrungsmitteln, wie Schokolade, aber auch euphorische Stimmungen u. a. unmittelbar vor Ihrem Anfall sind für Sie Signale, daß Ihr *Porsche im Kopf* stockt, womöglich nicht genügend Benzin hat, und daß es so zu einem erzwungenen Boxenstop kommen wird.

Migräne und Vererbung?

Kopfschmerzexperten gehen heute davon aus, daß die Migräne mit großer Wahrscheinlichkeit vererbt ist. Allerdings konnte bis jetzt nur bei einer besonders seltenen Form der Migräne, der sogenannten familiären hemiplegischen Migräne, eindeutig eine Vererbung nachgewiesen werden. Bei dieser sehr seltenen Migräneform treten oftmals schwere neurologische Ausfalls-erscheinungen, wie Sprachstörungen und Lähmungen auf. Bei allen anderen Migräneformen konnte eine Vererbung bislang nicht nachgewiesen werden. Trotzdem nehmen die meisten Experten auch hier eine Erbkrankheit an vor allem wegen des Umstandes, daß in fast 90 Prozent der betroffenen Familien mehrere Migränefälle auftreten, was beim Spannungskopf-schmerz nicht der Fall ist. Vielleicht ist nicht die Migräne selbst, sondern nur die Neigung des »hypersensitiven Gehirns« zum Auftreten der Migräne wirklich vererbt. Hier wird derzeit verstärkt geforscht.

Fazit:
Migräne ist mit großer Wahrscheinlichkeit eine angeborene (vererbte) Reizüberempfindlichkeit des Gehirns.

Was läuft während meines Anfalls im Gehirn ab?

Viele Migränepatienten haben große Sorgen, daß in ihrem Ge-hirn etwas zerstört werden könnte, wenn ein Migräneanfall auftritt. Hier können Sie beruhigt sein. Sie haben kein höheres Risiko für eine Gehirnerkrankung als Gesunde. Was in dem Gehirn eines Migränepatienten abläuft, ist heute recht gut be-kannt.

Früher dachte man, daß der Migräneschmerz auf die Erweiterung von Hirngefäßen zurückgeführt werden kann. Der pulsierende Charakter des Schmerzes in der Schläfenregion schien darauf hinzuweisen, daß insbesondere die Schläfenarterie extrem erweitert sei. In den letzten Jahren wurde entdeckt, daß durch die beschriebene (wahrscheinlich angeborene) Reizempfindlichkeit plötzlich zu schnell und zu viele Botenstoffe (wie Noradrenalin und Serotonin) im Gehirn produziert werden. Dadurch erweitern sich manche Blutgefäße im Gehirn, es tritt Flüssigkeit in das umliegende Gewebe und es kommt dadurch zu einer örtlichen Entzündung. Damit vergleichbar ist der Sonnenbrand: Durch zuviel Sonne (Reiz) kommt es zu einer Entzündung der Haut (Sonnenbrand). Nervenfasern rings um die Blutgefäße senden Schmerzimpluse aus. Viele Schmerzmittel, wie Aspirin oder auch die neuen Medikamente, die sogenannten Triptane (speziell das Serotonin), lassen die Entzündung abklingen und verhindern gleichzeitig, daß die Botenstoffe zu schnell abgebaut werden. Gerade die Triptane (z. B. Medikamente mit den Namen Ascotop, Imigran, Maxalt, Naratriptan) wirken sehr schnell, in manchen Fällen schon nach zehn Minuten, auf die Entzündung ein.

Fazit:
Ihr Migränekopfschmerz ist auf eine Entzündung des Gewebes an bestimmten Blutgefäßen zurückzuführen. Ein Ende des Migräneanfalls kann in manchen Fällen erst nach einigen Tagen erfolgen, auch wenn durch Schmerzmittel der Schmerz abgeschaltet wurde.

Die 10 häufigsten Fragen von Migränepatienten
(kurz und knapp beantwortet)

Frage 1:
Ist die Migräne eine psychische oder psychosomatische Erkrankung?
Nein. Die Migräne ist eine Erkrankung des Gehirns, eine Reizverarbeitungsstörung.

Frage 2:
Besteht die Gefahr, einen Schlaganfall zu erleiden oder bleibende Sehstörungen davonzutragen?
Nein. Es besteht lediglich ein geringes Risiko bei Patienten mit einer komplizierten Migräne.

Frage 3:
Was passiert in meinem Gehirn während einer Migräneattacke?
Spezielle Hirngefäße erweitern und entzünden sich.

Frage 4:
Was sind Auslöser für eine Migräneattacke?
Akustische, optische u. a. Reize wie Lärm, Licht, Gerüche, aber auch die Erwartung einer Streßsituation, der Wechsel von Schlaf-Wach-Rhythmus, Hormone (Pille, Menstruation), verschiedene Nahrungsmittel (Käse, chinesisches Essen, Schokolade, Joghurt, Cola, Pizza, etc.), und Genußmittel (Kaffee, Nikotin, Alkohol etc.).

Frage 5:
Kann eine Migräne geheilt werden?
Nein, sie kann aber *bewältigt* werden.

Frage 6:
Welche Rolle spielen Hormone in der Entwicklung der Migräne?
Hormone spielen sicherlich als »Reize« eine Rolle.

Frage 7:
Gibt es eine Verbindung zwischen Veränderungen der Halswirbelsäule und einer Migräne?
Nein.

Frage 8:
Was ist für die Diagnose Migräne alles notwendig?
Meist genügt die Befragung des Patienten nur eine Anamnese; selten sind apparative Techniken nötig.

Frage 9:
Gibt es eine Alternative zur medikamentösen Therapie?
Empfehlenswert sind verhaltenstherapeutische Verfahren, in Kombination mit medikamentösen Methoden. Wenig wirksam sind transkutane Nervenstimulation, Neuraltherapie, Physiotherapie und Akupunktur.

Frage 10:
Kann die Migräne vererbt werden?
Vermutlich ja; das ist jedoch noch nicht völlig geklärt.

Was können Sie mit diesen vielen Informationen anfangen?
Sorgen Sie für Klarheit in Ihrem Umfeld! Helfen Sie mit, endlich die Vorurteile zur Migräne und zum Kopfschmerz abzubauen!

Wenn Sie unter einer Migräne leiden, erklären Sie jetzt einem Ihrer nächsten Bekannten oder Verwandten, was eine Migräne ist. Verwenden Sie folgende Stichworte:

- Meine Migräne ist vermutlich angeboren.
- Ich habe einen *Porsche im Kopf*, den ich oft zu hoch drehe.
- Ich bin sehr reizempfindlich und sensibel, deshalb drehe ich oft auf.
- Mein Gehirn braucht ab und zu eine Erholung, das ist dann der Migräneanfall.
- Manchmal bin ich hektisch und auch gereizt. Dann braut sich das Gewitter in meinem Gehirn zusammen.
- Mein Heißhunger kann ein Zeichen für die bevorstehende Migräne sein.
- Auch meine Euphorie und Kreativität kann mit der Migräne zusammenhängen.
- Mein Gehirn ist nicht defekt, sondern nur etwas empfindlicher als bei anderen.
- Der Migränekopfschmerz kommt von der Entzündung der Gefäße.
- Migräneanfälle tun weh, sind jedoch nicht gesundheitsschädigend.

Wenden wir uns jetzt dem *Spannungskopfschmerz* zu. Leider gibt es bei dieser Kopfschmerzform kaum Erkenntnisse zu den Ursachen. Der Spannungskopfschmerz wird in den *episodischen* und *chronischen* Kopfschmerz vom Spannungstyp unterschieden. Weiterhin tritt dieser Kopfschmerz *mit* oder *ohne*

eine erhöhte Schmerzempfindlichkeit der Kopfmuskeln (peri-
kranialen Muskeln) auf. Früher wurde er als Muskelkontrak-
tionskopfschmerz bezeichnet.

Hohe Muskelschmerzempfindlichkeit beim Spannungskopfschmerz

Spannungskopfschmerzpatienten weisen eine generell erhöhte
Schmerzempfindlichkeit der Muskulatur auf. Sie können dies
bei sich selbst leicht prüfen (siehe Tip). Ihr Arzt wird mit einer
Messung der Muskelaktivität mit einem Elektromyogramm
(EMG) eine genauere Diagnose erstellen können.

Fest steht, daß bei manchen (nicht allen) Spannungskopfschmerzpatienten eine erhöhte Muskelschmerzempfindlichkeit und Muskelanspannung vorliegen. Diese können folgende
Ursachen haben:

- eine Kiefergelenksstörung (z. B. bei Bruxismus),
- Körperfehlhaltung (z. B. bei Bildschirmarbeit),
- erhöhter psychosozialer Streß.

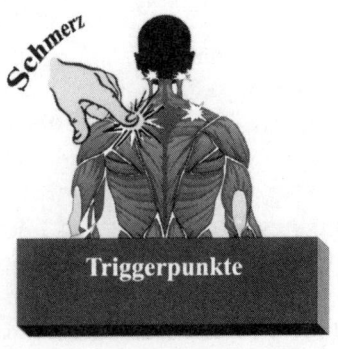
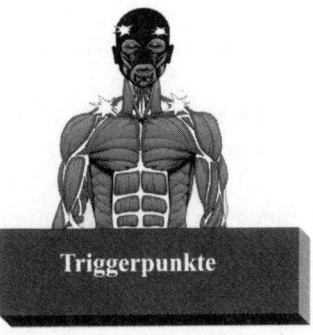

Tip:
Schauen Sie sich die Abbildung links unten an und bitten Sie Ihre/n Partner/in, mit dem Zeigefinger fest auf die gekennzeichneten Muskelpunkte zu drücken. Man nennt diese Untersuchung Palpation. Verspüren Sie an einigen oder an allen Punkten Schmerzen, können Sie von einer erhöhten Muskelschmerzempfindlichkeit ausgehen.
Achtung:
Diese Untersuchung ersetzt nicht die gründliche Untersuchung durch Ihren Arzt. Teilen Sie Ihrem Arzt jedoch Ihre Schmerzpunkte mit!

Spannungskopfschmerzen und Streß

Spannungskopfschmerzen können aber nicht nur auf Muskelverspannungen zurückgeführt werden.

Der Spannungskopfschmerz wird auch häufig mit »psychosozialem Streß« in Verbindung gebracht. Was ist jedoch Streß? Häufig werden von Laien darunter bestimmte (Streß)Situationen verstanden, wie z. B. berufliche Konflikte (Mobbing) oder Lärm. Für Streßforscher ist Streß indes eine Reaktion des Menschen auf belastende Lebensereignisse. Viele Menschen leben oder arbeiten unter starken Lärmbelästigungen und fühlen sich nicht gestreßt. Es ist also auch die individuelle Bewältigung des einzelnen, wie er mit den Lebensbelastungen umgeht. Dies wird Coping (Bewältigung) genannt. Menschen, die gefühlsmäßig oder in ihrem Verhalten keine ausreichenden Bewältigungsstrategien im Umgang mit Streß erlernt haben, reagieren häufig vermehrt mit körperlichen Beschwerden. Prinzipiell können folgende belastende Lebensereignisse unterschieden werden (Sie können für sich bereits jetzt ankreuzen, was auf Sie zutrifft; wir werden später Ihre individuelle Streßbelastung noch genauer anschauen, Seite 145ff.):

☐ Familien- oder Elternstreß
☐ Partnerstreß (Scheidung, Trennung)
☐ Beruflicher Streß (z. B. Mobbing)
☐ Arbeitslosigkeit
☐ Monotonie am Arbeitsplatz
☐ Wohnungswechsel
☐ Finanzielle (existentielle) Sorgen
☐ Streß bei Gesetzesübertretungen
☐ Belastung durch Krankheit
☐ Pensionierung
☐ Prüfungsstreß

Andauernder Streß oder mangelnde Streßbewältigungsstrategien können zu einer ständigen Ausschüttung von Streßhormonen führen, die wiederum zu einer Verkrampfung bestimmter Muskelbereiche im Nacken und in der Stirn führen können. Wir alle kennen die Redewendung »es sitzt mir im Nacken« oder »er beißt sich durch« – Beschreibungen, die mit Anspannungen der Muskulatur zu tun haben. Allerdings zeigt sich in der Untersuchung von Spannungskopfschmerzpatienten nicht immer eine hohe Muskelanspannung der verschiedenen Muskeln. Die Vorstellung, daß die Ursache des Spannungskopfschmerzes auf Streß und eine damit erhöhte Muskelanspannung zurückzuführen ist, erscheint daher zu einfach.

Fazit:
Eine der bedeutsamsten Ursachen des Spannungskopfschmerzes ist Streß. Insbesondere die Unfähigkeit, mit Belastungssituationen adäquat umzugehen, ist dabei entscheidend.

Schmerzverarbeitungssystem im Gehirn und Spannungskopfschmerz

Jede Schmerzempfindung wird durch bestimmte Bereiche im Gehirn erst bewußt gemacht. In einem Auto etwa leuchtet eine Lampe auf, wenn etwas mit der Elektrik nicht in Ordnung ist. Die Lampe ist vergleichbar mit Schmerzsignalen. Untersucht der Kfz-Mechaniker die Störung, findet er vielleicht einen Defekt in der Batterie oder in der Lichtmaschine. In unserem Gehirn (im sogenannten Hirnstamm) gibt es quasi einen Generator, der die Schmerzinformation durch die Aussendung von sogenannten Botenstoffen (z. B. Serotonin) steuert. Durch diese wird der Strom, die Erregung, weitergeleitet. Dabei werden bestimmte Schmerzfilter, die die Schmerzinformationen abschotten oder durchlassen, gesteuert. Durch ungewöhnliche, lange physische und psychische Belastungen kann es zu einem zu starken Verbrauch diese Botenstoffe kommen. Dies kann dann dazu führen, daß übermäßig viele Schmerzinformationen ungefiltert einströmen können.

Sicherlich haben auch Sie schon ungewöhnliche Schmerzempfindungen erlebt. Da gab es vielleicht Tage, an denen Sie mehr als an anderen Tagen plötzlich Gelenkschmerzen verspürten. Oder aber Sie haben sich am Arm gestoßen, aus Zeitmangel haben Sie den Schmerz jedoch kaum wahrgenommen. Wie wir also den Schmerz erleben, wird durch den Schmerzfilter im Gehirn gesteuert. Besonders wichtig dabei ist, daß wir Schmerzen wie jedes andere Verhalten »erlernen« können. Nehmen wir dazu ein Beispiel:

Sarah ist fünf Jahre alt und ist gerade ziemlich heftig mit ihrem Roller gestürzt. Ihre Knie sind aufgeschürft und bluten. Sarahs Mutter hört ihr Kind schreien und rennt sofort zu ihr. Sie lieb-

*kost und tröstet ihre Tochter immer wieder. Sarah schreit
ununterbrochen. Dann kommt Sarahs Onkel dazu und ruft:
»Sarah, sieh hier oben, ein großer Luftballon.« Sarah sieht den
Freiluftballon, strahlt und hört sofort auf zu weinen.*

Dieses Beispiel soll zeigen, daß unsere Schmerzschwelle durch
überstarke Zuwendung (bitte verstehen Sie uns nicht falsch,
Trost ist sehr wichtig) abgesenkt werden kann, so daß wir dadurch auch schmerzempfindlicher werden können. Werde ich
also für den Schmerz *belohnt* (durch zuviel Zuwendung), lernt
mein Gehirn, daß der Schmerz »besonders wichtig« ist. Auch
durch die häufige Einnahme von Schmerzmitteln kann die
Schmerzempfindlichkeit gesteigert werden. Nichts ist für einen
Menschen mehr Belohnung als das Abschalten eines starken
Schmerzes. Auch das ständige Denken an den Schmerz kann
den akuten Schmerz zum Problemschmerz machen. Bitte verstehen Sie diese Hinweise nicht falsch. Trost, Zuwendung,
auch Schmerzmittel sind für Sie bei Kopfschmerzen oftmals
wichtige Hilfen. Aber das Zuviel und Zuoft von allem ist langfristig ungünstig, chronifiziert die Kopfschmerzen oder führt
sogar zu einem Teufelskreis mit schmerzbedingtem Kopfschmerz. Bedenken Sie auch Ihre eigenen Schmerzbewälti-
gungsressourcen, auf die wir noch näher eingehen werden.

> **Hinweis:**
> Das Schmerzerleben von uns Menschen hängt sehr von unseren Schmerz-
> vorerfahrungen ab. Menschen, die sich immer häufiger gedanklich mit
> ihren Schmerzen beschäftigen, können zunehmend schmerzempfindlicher
> werden. Die liebevoll gemeinte, überstarke Unterstützung beim Kopf-
> schmerz durch den (die) Partner/in oder Eltern können sich langfristig
> ebenfalls ungünstig auswirken.

In neueren Untersuchungen konnte festgestellt werden, daß
Spannungskopfschmerzpatienten auf schmerzhafte Reize, die

am Kinn ausgelöst wurden, zu reflexartigen Anspannungen der Stirnmuskulatur führten. Mit dieser Untersuchungstechnik konnte gezeigt werden, daß bei dem Spannungskopfschmerz offensichtlich eine Störung des Schmerzverarbeitungssystems im Gehirn vorliegt. Wie diese Störung entsteht, ob sie vererbt oder erworben ist, diese Fragen sind nach wie vor ungeklärt.

Die Ursachen des Spannungskopfschmerzes sind wie bei der Migräne sehr komplex. Wenn Sie unter einem Spannungskopfschmerz leiden, erklären Sie jetzt einem Ihrer Bekannten oder Verwandten, was der Spannungskopfschmerz ist. Verwenden Sie folgende Stichworte:

- Mein (Spannungs)Kopfschmerz hat viel mit Streß zu tun.
- Auf jeden Fall tritt er meist unter Belastung auf.
- Ich bin im Laufe meines Lebens immer schmerzempfindlicher geworden.
- Mein Gehirn und mein Körper sind erschöpft und brauchen Erholung.
- Auch ich selbst fühle mich psychisch erschöpft.
- Womöglich sind meine Muskeln übermäßig angespannt.
- Ich habe zu wenig Bewegung und sitze oftmals zu verkrampft am Schreibtisch.
- Ich muß bei meinem Zahnarzt nachschauen lassen, ob mein Kiefergelenk in Ordnung ist.

Fazit:
Die Ursachen des Spannungskopfschmerzes bleiben im dunkeln. Psychosozialer Streß und ein überaus empfindsames Schmerzverarbeitungssystem im Gehirn scheinen den Spannungskopfschmerz zu bedingen.

Der dritte Schritt:

Kopfschmerzen beobachten

»Seit Jahren trage ich schon jeden Migräneanfall in meinen Dienstkalender ein. Ich bin immer wieder entsetzt, daß ich im letzten Jahr fast 25 Tage in der Schule ausgefallen bin ...«
(Patient Sch., 44 Jahre, Lehrer)

»Ich habe festgestellt, daß mein Kopfschmerz eigenartigerweise besser wird, seitdem ich ein ausführlicheres Kopfschmerztagebuch führe. Ich trage hier sehr gewissenhaft die Häufigkeit, Intensität und Dauer meiner Kopfschmerzen ein. Ich habe sogar festgestellt, daß ich immer dann Kopfschmerzen bekomme, wenn ich im Streß bin ...«
(Frau O., 32 Jahre, Verwaltungsbeamtin)

Wir haben in den beiden ersten Schritten zunächst mit Hilfe eines Fragebogens Ihre Kopfschmerzen eingegrenzt. Im zweiten Schritt haben wir gemeinsam versucht zu ergründen, welche Ursachen diese Kopfschmerzen haben. Es ist sehr wichtig, daß der Patient, der unter wiederkehrenden Kopfschmerzen leidet, sehr genau versteht, welche Ursachen die Kopfschmerzen haben, um so auf diesem Wege aktiv etwas gegen den Kopfschmerz unternehmen zu können. In den nächsten Schritten möchten wir Sie systematisch anleiten, aktiv gegen Ihre Kopfschmerzen und die zugrundeliegenden Bedingungen vorzugehen.

1. Einführung des Kopfschmerztagebuchs

Sofern Sie nicht unter einem akuten, d. h. gerade erst neu auf-
getretenen Kopfschmerz leiden, sollten Sie die nächsten vier
Wochen Ihre Kopfschmerzen und die zugrundeliegenden Bedingungen einmal systematisch beobachten. Zu diesem Zweck
haben wir Ihnen ein Kopfschmerztagebuch beigefügt, das Sie
für den Zeitraum von vier Wochen täglich systematisch ausfüllen sollten. Bitte kopieren Sie sich dazu die Doppelseiten
jeweils viermal. Sie finden auf den folgenden Seiten die Vor-
lage für ein Kopfschmerztagebuch, die Sie wie folgt ausfüllen
sollten:

1. Bearbeiten Sie Ihre Kopfschmerztagebuch grundsätzlich auch
   dann, wenn Sie einen Tag keine Kopfschmerzen haben, da
   sich einige Fragen auch auf ganz wichtige Reizbedingungen,
   die zum Kopfschmerz führen können, beziehen.
2. Tragen Sie das Kopfschmerztagebuch möglichst immer bei
   sich, da Sie dreimal täglich eine kurze Schmerzbewertung
   abgeben sollten.
3. Füllen Sie das Kopfschmerztagebuch möglichst vollständig
   abends aus.

Damit Sie sich nunmehr an das Ausfüllen des Kopfschmerzta-
gebuches gewöhnen können, möchten wir exemplarisch den
heutigen Tag mit Ihnen nach dem beigefügten Muster auf Seite
66 durchgehen.

- Umkreisen Sie den heutigen Tag auf Ihrem Kopfschmerzta-
  gebuch.
- Beantworten Sie, ob Sie heute einen Migräneanfall oder
  Kopfschmerzen gehabt haben.

- Kreuzen Sie an, ob Sie heute durch die Kopfschmerzen in der Ausübung Ihrer alltäglichen Pflicht leicht, deutlich oder sehr schwer eingeschränkt waren.
- Geben Sie auf jeden Fall an, welche Medikamente Sie heute eingenommen haben.
- Bitte geben Sie jetzt an, wie stark Ihre Kopfschmerzen sind. Die Eintragungen sollten Sie dreimal täglich tätigen: vormittags, zum Beispiel nach dem Frühstück, nachmittags, zum Beispiel nach dem Mittagessen, und abends, zum Beispiel nach dem Abendessen. Versuchen Sie, auf der vorgegebenen Linie Ihren Kopfschmerz etwa auf einer Skala von 0 bis 10 anzugeben.
- Gehen Sie weiter, und versuchen Sie nunmehr, die Dauer Ihrer Kopfschmerzen – blauer Stift – oder Ihrer Migräne zu kennzeichnen.
- Hier sollen Sie mögliche Begleiterscheinungen vor oder bei den Kopfschmerzen, wie Übelkeit, Erbrechen, Sehstörungen, Sprachstörungen und Lähmungsempfindungen angeben.
- Schließlich sollen Sie bitte den Beginn und das Ende Ihrer Regelblutung angeben.

Bitte tragen Sie im unteren Teil des Tagebuchs noch ein, welche Schmerzmittel Sie mit welcher Wirkung und Nebenwirkung in der letzten Woche wie häufig eingenommen haben.

Dieses Kopfschmerztagebuch soll das Gespräch mit Ihrem Arzt (siehe Schritt 4) vorbereiten, so daß die Diagnosestellung für Ihren Arzt erleichtert wird.

Kopfschmerztagebuch

Tage des Monats / bitte Zutreffendes ankreuzen

	1	2	3	4	5	6	7	8	9	10	11	12
Heute Kopfschmerzen?												
Arbeiten möglich?												
Wo tut es weh?												
Nacken												
Stirn												
Schläfe												
Gesicht												
Schädeldach												
Wie stark sind die Schmerzen?												
Sehr stark												
Mittel												
Leicht												
Welche Begleitsymptome?												
Übelkeit												
Erbrechen												
Sehstörungen												
Lichtempfindlichkeit												
Lärmempfindlichkeit												
Geruchsempfindlichkeit												
Gerötetes Auge												
Nasenfluß												
Euphorie												
Traurigkeit												
Wann angefangen? ⊕												
Und aufgehört? ⊕												
Medikamente eingenommen?												
Menstruation?												

Bemerkungen

Name: Monat/Jahr:

13	14	15	16	17	18	19	20	21	22	23	24	25	26	27	28	29	30	31

Streß-/Reiztagebuch

Die Einführung in das Reiztagebuch finden Sie auf Seite 70. Achten Sie darauf, ob die nachfolgenden Streß-/Reizsituationen bei Ihnen körperlich Reaktionen bewirken. Achten Sie auf bestimmte Körperempfindungen. Kreuzen Sie jeden Tag Ihre Beobachtungen an.

Tage des Monats / bitte Zutreffendes ankreuzen

Reize / Situationen	1	2	3	4	5	6	7	8	9	10	11	12
Lärmempfindlich												
Lichtempfindlich												
Geruchsempfindlich												
Heißhunger												
Innerlich unruhig												
Innerlich aufgedreht												
Auf dem Sprung												
Gereizt												
Niedergeschlagen												
Euphorisch												
Hektisch												
Gestreßt												
Gehetzt												
Unter Druck												
Schlafbedürftig												
Lustlos												
Kreativ												
Grüblerisch												
Ärger mit												
– Familie												
– Beruf												
Regelblutung												
Anderes												

Bemerkungen

Name: Monat/Jahr:

13	14	15	16	17	18	19	20	21	22	23	24	25	26	27	28	29	30	31

2. Einführung des Reiztagebuchs

Mit dem Führen des Kopfschmerztagebuchs haben Sie Ihren ersten aktiven Schritt in der Auseinandersetzung mit Ihren Kopfschmerzen begonnen. Wir haben bereits darauf hingewiesen, daß bei der Migräneerkrankung eine Reizüberempfindlichkeit eine wesentliche Ursache darstellt. Andererseits haben wir hervorgehoben, daß eine übermäßige Alltagsbelastung zu chronischen Spannungskopfschmerzen führen kann. Im folgenden möchten wir diejenigen, die unter einer Migräne leiden, zunächst bitten, ein Reiztagebuch über einen Zeitraum von einem Monat zu führen. Dies ist sehr einfach. Auf der Seite (68) sehen Sie vielfältige Reizsituationen und Empfindungen, die einen Migräneanfall bedingen können. Gehen Sie einfach so vor, daß Sie am Abend zum Abschluß Ihres Tages alle Situationen und inneren wie äußeren Reize, die auf dem Reiztagebuch vorgegeben sind, bewerten und ankreuzen. Letztendlich geht es auch darum zu prüfen, ob einerseits bestimmte Gedanken, Körperempfindungen und Situationen vermehrt vor dem Migräneanfall auftreten und ob andererseits der Kopfschmerz durch bestimmte belastende Ereignisse und Situationen vermehrt auftritt.

Merke:
Ein wichtiger Schritt zur Bewältigung von Kopfschmerzen ist die Beobachtung anhand von Kopfschmerztagebüchern und des Reiztagebuchs, in denen Sie die möglichen vorausgehenden Bedingungen herausfinden können. Packen Sie Ihren Kopfschmerz an und beginnen Sie mit der Aufzeichnung.

Der vierte Schritt:

Kopfschmerzen besprechen

»Wissen Sie, ich habe schon so viel gegen meine Kopfschmerzen unternommen. Ich war bestimmt schon bei 25 bis 30 Ärzten, habe zahlreiche Röntgenuntersuchungen, EEGs und Befragungen über mich ergehen lassen. Am Ende war ich immer wieder enttäuscht, weil kein Arzt mir richtig helfen konnte. Letztendlich habe ich nur Medikamente bekommen. Keiner hat mir richtig gesagt, was meine Migräne ist und was ich dagegen unternehmen kann. Schon über 20 Jahre leide ich nun unter dieser Erkrankung. Ich habe fast die Hoffnung aufgegeben, daß ein Arzt mir noch helfen kann.«
(Frau E., 51 Jahre, Hausfrau)

»Seit drei Jahren leide ich unter einem fast täglichen Kopfschmerz, und habe seit einem Jahr aufgehört, Schmerzmittel einzunehmen. Ich konnte es nicht verstehen, als kürzlich ein Arzt zu mir sagte, daß ich offensichtlich psychisch krank bin und mich bei einem Nervenfacharzt vorstellen sollte. Ich war richtig wütend, denn ich leide ja unter Kopfschmerzen. Ich hatte das Gefühl, als ob der Arzt, der mit mir nicht mehr weiterkam, mich einfach loswerden loswerden wollte.«
(Frau D., 37 Jahre, Industriekauffrau)

Die Kopfschmerzodyssee

Viele Kopfschmerzpatienten haben eine wahre Odyssee an
Arztkontakten hinter sich. Kopfschmerzexperten sprechen hier
von einer Patientenkarriere, die bei kaum einer Erkrankung so
ausgeprägt sein kann wie bei der Migräneerkrankung und dem
Spannungskopfschmerz. Ein wesentlicher Grund, warum Patienten häufig den Arzt wechseln, ist der, daß sie trotz Bemühungen der Ärzte über viele Jahre hinweg unter der Kopfschmerzerkrankung leiden. Vielleicht geht es Ihnen selbst auch so.
Vielleicht haben Sie, wie in den Beschreibungen der beiden Patienten dargestellt, in der Zwischenzeit alles versucht, um eine
Linderung oder Heilung Ihrer Kopfschmerzen zu erfahren. Wir
möchten Sie im folgenden zunächst einmal bitten anzugeben,
was Sie bisher alles unternommen haben, um Hilfe bei Ihren
Kopfschmerzen zu bekommen.

Füllen Sie jetzt den folgenden Fragebogen aus:

*Was ich alles schon gegen meine Kopfschmerzen unternommen
habe:*

- Ich bin bisher wegen meiner Kopfschmerzen schon einmal/
  mehrmals bei einem Arzt gewesen.
       ☐ ja   ☐ nein

- Ich habe in meinem Leben ca. ... (bitte eintragen) Ärzte
  wegen Kopfschmerzen aufgesucht.

- Die folgenden Fachärzte oder Therapeuten habe ich bislang
  aufgesucht (bitte ankreuzen):
       ☐ Allgemeinarzt (Hausarzt)

☐ Internist
☐ Neurologe
☐ Psychiater
☐ Psychotherapeut/Psychologe
☐ Anästhesist (Schmerztherapeut)
☐ Gynäkologe
☐ Kinderarzt
☐ Hals-Nasen-Ohren-Arzt
☐ Augenarzt
☐ Orthopäde
☐ Zahnarzt
☐ Heilpraktiker
☐ Sonstige: _____

- Die folgenden Untersuchungen wurden nach meiner Kenntnis bisher bei mir durchgeführt (bitte ankreuzen, was Sie wissen):
  ☐ Befragung(en)
  ☐ Körperuntersuchungen (z. B. Blutdruck, Untersuchung mit einem kleinen Hammer)
  ☐ Labor (Blutbild, Urin)
  ☐ Röntgen
  ☐ Hirnstrommessungen (EEG, VEP)
  ☐ Dopplersonographie
  ☐ Angiographie
  ☐ Muskeluntersuchung (EMG)
  ☐ Computertomographie (CT)
  ☐ Kernspintomographie, Magnetresonanztomographie (MRT)
  ☐ Augendiagnostik
  ☐ psychologische Untersuchungen (z. B. Depressions-Fragebogen)
  ☐ Zahnarztuntersuchung
  ☐ andere: _____

● Die folgenden Behandlungsstrategien wurden mir *vorge-schlagen,* und ich habe sie auch *versucht* (bitte ankreuzen):

vorgeschlagen	*versucht*	*Erfolg (ja)*
☐ Medikamente gegen den Schmerz	☐	☐
☐ vorbeugende Medikamente	☐	☐
☐ Naturheilmittel	☐	☐
☐ Schlaf- und Beruhigungsmittel	☐	☐
☐ Massagen und Anwendungen	☐	☐
☐ Transkutane Nervenstimulation (TENS)	☐	☐
☐ Biofeedback	☐	☐
☐ Chiropraktik (eingerenkt)	☐	☐
☐ Akupunktur	☐	☐
☐ Akupressur	☐	☐
☐ Neuraltherapie	☐	☐
☐ Blockaden	☐	☐
☐ Halskrause getragen	☐	☐
☐ Diäten	☐	☐
☐ Entspannungstechniken (Autogenes Training, Muskelentspannungstraining)	☐	☐
☐ Psychotherapie	☐	☐
☐ Allgemeine Heilkur	☐	☐
☐ Psychosomatische Kur oder Schmerzklinik	☐	☐
☐ Sonstiges:	☐	☐

Gibt es den idealen Kopfschmerztherapeuten?

Sicherlich nicht: Kopfschmerzen lassen sich in der Regel nicht in wenigen Minuten diagnostisch abklären. Die Beratung und die Einhaltung der Behandlung bei Kopfschmerzen benötigen ebenfalls eine bestimmte Zeit. Ein wichtiges Kriterium dafür,

ob Sie von Ihrem Arzt Unterstützung erfahren, ist daher die
Zeit, die er Ihnen zur Verfügung stellt. Es ist verständlich, daß
vielleicht Ihr Arzt, wenn er kein zugelassener Schmerzthera-
peut ist, aufgrund des geringen Vergütungsrahmens für eine
Diagnosestellung und eine Beratung nur wenig Zeit für Sie hat.
Ein interessierter Arzt wird Sie aus diesem Grunde vielleicht
für die Diagnosestellung und Beratung mehrmals einbestellen.
Nutzen Sie auf jeden Fall dieses Angebot. In den folgenden
Fragen können Sie selbst prüfen, ob Sie bei Ihrem Arzt mit
Ihren Kopfschmerzen gut aufgehoben sind oder ob Sie ihn viel-
leicht auf mögliche Defizite ansprechen sollten:

Kreuzen Sie die folgenden Fragen an, die Sie mit ja beantwor-
ten können:

- ☐ Stellt Ihr Arzt Ihnen exakte Fragen zu Ihrem Kopfschmerz-
  leiden?
- ☐ Untersucht er Sie gründlich (körperlich)?
- ☐ Erklärt er Ihnen die Untersuchungen?
- ☐ Geht er auf Ihre Fragen ein?
- ☐ Berät er Sie ausführlich über die Ursachen und den Ablauf
  von Kopfschmerzen?
- ☐ Erklärt er Ihnen ausführlich, welche Behandlung er Ihnen
  vorschlägt und welche nicht?
- ☐ Informiert er Sie über medikamentöse und nichtmedika-
  mentöse Behandlungsverfahren?
- ☐ Gibt er Ihnen ein Kopfschmerztagebuch?
- ☐ Gibt er Ihnen Hinweise und Adressen über spezialisierte
  Schmerztherapeuten?
- ☐ Informiert er Sie über Nebenwirkungen?
- ☐ Bestellt der Arzt Sie zu regelmäßigen Besprechungen wieder
  ein?
- ☐ Bietet er Ihnen ein spezielles Kopfschmerzpatienten-Seminar
  an?

Wenn Sie alle Fragen mit ja angekreuzt haben, dann können Sie sicher sein, daß Sie bei Ihrem Arzt gut aufgehoben sind, aber bitte haben Sie etwas Nachsicht. So wie Sie selbst nicht perfekt sind, so kann auch Ihr Arzt, insbesondere auch aufgrund seiner häufig starken beruflichen Belastung, nicht vollkommen sein. Es muß jedoch von Ihrem Arzt sichergestellt sein, daß er bei Ihnen die nötigen, im folgenden beschriebenen Schritte eingeleitet hat, Sie ausführlich beraten und mit Ihnen einen Behandlungsplan besprochen hat.

Welche diagnostischen Schritte sind bei chronischen Kopfschmerzen notwendig?

Sie haben bereits oben in dem Fragebogen zahlreiche diagnostische Verfahren gesehen, die immer wieder mit Kopfschmerzpatienten durchgeführt werden. Viele Patienten sind zum wiederholten Male an der Halswirbelsäule geröntgt worden, obwohl sie eine Migräneerkrankung hatten. Zahlreiche Patienten haben bei jedem Arztbesuch erwartet, daß erneut eine umfassende körperliche Untersuchung durchgeführt würde, obwohl die Voruntersuchungen keinen körperlichen Befund festgestellt haben. Vielleicht gehören auch Sie zu den Patienten, die einfach nicht glauben wollen, daß ihre Migräne und der Spannungskopfschmerz in der Tat keine körperliche faßbare Ursache haben, d. h. daß alle diagnostischen Maßnahmen unauffällig sind.

Grundsätzlich lassen sich chronische Kopfschmerzen im wesentlichen durch eine ausführliche Befragung und Besprechung mit dem Patienten diagnostisch einordnen. Der erfahrene Arzt wird Ihnen dabei eine Reihe von Fragen stellen, die im wesentlichen die Inhalte erfassen, die Sie bereits in den verschiedenen Fragebögen ausgefüllt haben. Nur bei akut auftretenden Kopfschmerzen oder bei bestimmten Komplikationen und Begleiterscheinungen wird Ihr Arzt aufwendigere apparative Zusatzuntersuchungen durchführen. In diesem Fall wird etwa Ihr Hausarzt oder Allgemeinarzt Sie auch zu einem Facharzt, hier speziell zu einem Neurologen, überweisen. Auch wenn es etwa 165 Arten von Kopfschmerzen gibt, wird durch eine gezielte Befragung des Patienten (als Anamnese bezeichnet) eine recht genaue Abklärung der Diagnose möglich sein. Drängeln Sie also nicht unbedingt auf weitere aufwendige Untersuchungen, wenn diese entweder schon öfter durchgeführt wurden oder aber wenn Ihr Arzt hierzu keine Notwendigkeit sieht. Helfen Sie Ihrem Arzt unbedingt durch möglichst exakte Angaben zu Ihren Kopfschmerzen. Die in diesem Buch eingeführten Fragebögen und Kopfschmerztagebücher sollen Ihrem Arzt zusätzlich helfen, die Diagnose zu sichern und eine adäquate Behandlung mit Ihnen gemeinsam zu planen. Oftmals werden wir gefragt, welcher Arzt für Kopfschmerzen zuständig sei. In erster Linie werden Patienten mit Kopfschmerzen, wenn überhaupt, ihren Hausarzt aufsuchen, der in der Regel praktischer Arzt, Allgemeinarzt oder auch Internist ist. Ein verantwortungsvoller Arzt, der mit der Diagnose unsicher ist, wird gerade bei akuten und chronischen Kopfschmerzen einen Neurologen einbeziehen, da bei diesen Kopfschmerzen Störungen im zentralen Nervensystem vorliegen. Die Untersuchung durch einen Neurologen ist insbesondere dann wichtig, wenn die Kopfschmerzen erst kürzlich, also akut aufgetreten sind, wenn bestimmte Begleitstörungen, wie Sehstörungen, Sprachstörungen, Schwindel, Konzentrationsstörungen und Muskelschwäche vorliegen.

Seit kurzem können Ärzte in Deutschland eine fachspezifische Zusatzausbildung zum Schmerztherapeuten erwerben. Diese Ärzte haben die Möglichkeit, ihre Schmerztherapie von der Krankenkasse vergütet zu bekommen. Dies hat dazu geführt, daß diese Ärzte mehr Zeit für die Diagnose, Beratung und Behandlung von Schmerzerkrankungen aufwenden können. Da chronische Kopfschmerzen sich oftmals über Jahre hinziehen, sollten Sie sich darum bemühen, einen Arzt oder Therapeuten Ihres Vertrauens zu finden, der Sie langfristig betreuen kann. Mit ihm gemeinsam sollten Sie aktiv Ihre Kopfschmerzerkrankung bewältigen.

Häufig werden wir gefragt, ob es nicht sinnvoll ist, bestimmte Schmerzambulanzen oder Schmerzkliniken aufzusuchen. Schmerzambulanzen sind in der Regel in den Krankenhäusern oder Tageskliniken angesiedelt. Dort arbeiten Ärzte, die sich speziell mit der Schmerztherapie vertraut gemacht haben. Ein Patient, der gelegentliche Migräneanfälle oder Kopfschmerzen erleidet, die jedoch im wesentlichen seinen Lebensalltag nicht maßgeblich beeinflussen, benötigt eine spezielle Schmerztherapie in der Schmerzambulanz und der Schmerzklinik nicht. Wenn jedoch das Kopfschmerzleiden trotz gesicherter Diagnose und richtigem Behandlungsansatz nicht gelindert werden kann, sollte der Kopfschmerzpatient in der Tat mit seinem Arzt darüber sprechen, inwieweit solche spezialisierten Kliniken und Ambulanzen für ihn in Frage kommen. Besonders wichtig ist dies, wenn ein Patient einen schmerzmittelbedingten Kopfschmerz durch die regelmäßige Einnahme von Schmerzmitteln erfahren hat. Am besten läßt sich eine entsprechende Behandlung zur Schmerzmittelentwöhnung in einer neurologischen Klinik oder Schmerzklinik durchführen (siehe dazu auch das nächste Kapitel, s. 81ff.).

Wichtig:
Wenn Sie bislang nicht bei einem Arzt wegen Ihrer Kopfschmerzen gewesen sind, holen Sie das unbedingt nach. Nur eine sichere Diagnose kann eine geeignete Behandlungsstrategie ermöglichen.

Gehen Sie im einzelnen nun wie folgt vor:

1. Füllen Sie die vier Kopfschmerztagebücher vier Wochen lang sorgfältig aus.
2. Führen Sie im gleichen Zeitraum auch das Reiztagebuch.
3. Vereinbaren Sie in etwa vier Wochen einen Termin bei einem Arzt Ihres Vertrauens.
4. Weisen Sie bei der Anmeldung darauf hin, daß es um eine Kopfschmerzdiagnose und -beratung geht.
5. Bringen Sie alle bislang ausgefüllten Fragebögen und Hinweise aus diesem Buch zu dem Erstgespräch mit (ggf. machen Sie Kopien zu seiner Verwendung).
6. Antworten Sie auf die Fragen Ihres Arztes in dem persönlichen Gespräch kurz und prägnant. Stellen Sie Ihre Symptome und Begleitsymptome sowie den Charakter des Schmerzes dar. Am besten schildern Sie ihm Ihre letzte Kopfschmerzattacke.
7. Vermitteln Sie Ihrem Arzt das Gefühl, daß Sie mit ihm gemeinsam an der Bewältigung Ihrer Kopfschmerzen arbeiten möchten.
8. Vereinbaren Sie nach dem Gespräch, sofern dies der Arzt nicht von sich aus tut, ein weiteres Gespräch nach Ablauf von vier Wochen.

Wenn Sie bislang keinen Arzt oder Hausarzt Ihres Vertrauens kennen oder unsicher sind, zu welchem Arzt Sie wirklich gehen können, können Sie sich wie folgt Informationen holen:

1. Auf schriftliche Anfrage erhalten Sie eine Liste von wohnortsnahen Kopfschmerztherapeuten, die Mitglieder der Deutschen Migräne- und Kopfschmerz-Gesellschaft sind, unter: Prof. Dr. G. Haag, Deutsche Migräne- und Kopfschmerz-Gesellschaft e. V., Elztal-Klinik, Pfauenstraße 6, 79215 Elzach, Telefon-Nr. (07682) 805-1 13, Fax-Nr. (07682) 805-1 35.

2. Eine Liste anerkannter Schmerztherapeuten erhalten Sie von der Ärztekammer, die für Ihr Wohngebiet zuständig ist.
3. Adressen von Schmerzexperten erhalten Sie auf Anfrage von Ihrer Krankenkasse.
4. Ärztliche und nichtärztliche Verhaltenstherapeuten können Sie bei der Kassenärztlichen Vereinigung, die für Ihr Wohngebiet zuständig ist, erfragen, oder aber Sie erhalten eine entsprechende wohnortnahe Liste durch die Deutsche Gesellschaft für Psychologische Schmerztherapie und -forschung: Frau Prof. Dr. Birgit Kröner, Psychologisches Institut der Universität Göttingen, Georg-August-Universität, Goßlerstraße 14, 37073 Göttingen.

Zögern Sie jetzt nicht mehr. Beginnen Sie heute mit der aktiven Auseinandersetzung und Bewältigung Ihrer Kopfschmerzen. Vereinbaren Sie Ihren Arzttermin.

Der fünfte Schritt:

Kopfschmerzmedikamente

»*Mein Mann war letztens sehr ärgerlich mit mir, weil ich am Samstag abend zu spät meine Kopfschmerztablette genommen habe. Ich dachte, ich könnte ohne die Tablette den Opernabend genießen. Aber dann war es zu spät. In der Pause mußten wir nach Hause gehen. Wieder ein fürchterliches Wochenende. Hätte ich nur auf ihn gehört, aber ich habe Angst, daß ich durch die Schmerzmittel noch mehr krank werde.*«
(Frau A., 39 Jahre, Sozialarbeiterin)

»*Ich habe fast jeden zweiten Tag Kopfschmerzen. Ich kann doch nicht immer ein Medikament nehmen. Außerdem habe ich festgestellt, daß manche entweder gar nicht helfen oder daß ich eine sehr hohe Dosis brauche, um die Schmerzen zumindest zu lindern. Ich hätte so gern ein Medikament, das mir einfach mal die Schmerzen nimmt. Kürzlich bekam ich eines verschrieben, das mich fürchterlich müde machte.*«
(Frau B., 56 Jahre, Architektin)

Es gibt kaum einen Kopfschmerzpatienten, der noch keine Erfahrungen mit Kopfschmerzmedikamenten gemacht hat. Häufig beginnen die ersten Versuche zur Behandlung der Kopfschmerzen mit Medikamenten in der frühen Kindheit und Jugend. Vielleicht hat auch Ihre Mutter Ihnen bereits die eine oder andere Schmerztablette, ein Aspirin oder eine Thomapy-rin, gegeben, weil sie es nicht ertragen konnte, Sie so leiden zu sehen. Es ist für jeden Menschen nachvollziehbar, daß sehr starke Kopfschmerzen, wie sie bei der Migräne und beim Spannungskopfschmerz die Regel sind, letztlich nur durch Schmerzmittel erträglich oder veränderbar sind. Und trotzdem ist es auch nachvollziehbar, daß viele Menschen, die Schmerzmittel einnehmen, oftmals verunsichert sind, da sie die Wirkungen und Nebenwirkungen nicht adäquat einschätzen können. Besonders diejenigen Patienten sind oftmals hin- und hergerissen, die häufig über immer wiederkehrende Kopfschmerzen klagen. Am liebsten wollen sie keine Medikamente nehmen. Aber auch dann wird fast schuldbewußt die Einnahme des Medikamentes damit begründet, daß man eben nicht ausfallen und seinen beruflichen und familiären Verpflichtungen nachkommen möchte. Der Schmerzpatient und speziell der Kopfschmerzpatient befindet sich dabei in einem Dilemma.

Besonders problematisch wird es dann, wenn die Einnahme von Kopfschmerzmedikamenten zu langfristigen Komplikationen führen kann. So kann die fast tägliche Einnahme von Kopfschmerzmitteln paradoxerweise einen schmerzmittelbedingten Kopfschmerz verursachen, der in einen Teufelskreis führt. Die regelmäßige Einnahme von Schmerzmitteln kann auch neue körperliche Erkrankungen hervorrufen, wie Nieren- oder Leberschäden. Untersuchungen haben ergeben, daß fast 30 Prozent der Patienten, die eine Dialysebehandlung bei Nierenversagen erhalten müssen, früher viel und regelmäßig Schmerzmittel eingenommen haben.

Wichtig:
Entscheidend ist nicht, ob man Schmerzmittel einnehmen soll oder nicht, sondern wie die Schmerzmittel eingenommen werden.

Prüfen Sie zunächst einmal, wie Sie mit Schmerzmitteln umgehen oder umgegangen sind. Beantworten Sie die nachfolgenden Fragen (natürlich nur dann, wenn Sie Schmerzmittel derzeit einnehmen oder früher eingenommen haben):

Wie gehe ich mit Medikamenten um?
1. Ich habe erstmals ein Schmerzmittel im Alter von ... Jahren (angeben) eingenommen.
2. Dieses Schmerzmittel hieß ... (wenn Sie es noch wissen).
3. Dieses Schmerzmittel wurde mir von ... übergeben (Eltern, Arzt).
4. Ich verwende *derzeit* gegen meine Kopfschmerzen folgende(s) Medikament(e):

Name:	vom Arzt verschrieben	selbst besorgt
1 _____	☐ ja	☐ (ja)
2 _____	☐ ja	☐ (ja)
3 _____	☐ ja	☐ (ja)
weitere: _____	☐ ja	☐ (ja)

5. Ich nehme das (die) *Schmerz*medikament(e) wie folgt ein (bitte ankreuzen):

☐ beim ersten Anzeichen der Kopfschmerzen
☐ schon bevor die Kopfschmerzen begonnen haben
☐ gegen die Übelkeit
☐ vorbeugend täglich (Kopfschmerzmittel)
☐ vorbeugend täglich (andere Medikamente)
☐ gleich in höheren Dosen (z. B. 2–3 Aspirin)
☐ erst wenig, aber dann öfter
☐ als Tablette
☐ als Zäpfchen
☐ als Spray

☐ als Spritze
☐ als Tinktur
Sonstiges: _____

6. Ich erhalte mein(e) Schmerzmedikament(e)
   ☐ durch ein Arztrezept (mit Arztbesuch)
   ☐ durch ein Arztrezept (ohne Arztbesuch)
   ☐ nach ausführlicher Beratung durch meinen Arzt
   ☐ durch den Arzt direkt
   ☐ ohne Rezept in der Apotheke
   ☐ durch andere Personen (Eltern etc.)
   Sonstiges: _____

7. Ich bewerte die *Schmerz*medikamente wie folgt (bitte bei
   Zustimmung ankreuzen):
   ☐ gute Verträglichkeit
   ☐ generell gute Wirksamkeit
   ☐ schnelle Wirksamkeit
   ☐ rasche Kopfschmerzbefreiung
   ☐ keine Nebenwirkungen
   ☐ keine Langzeitschädigungen

8. Ich bewerte die vorbeugenden Medikamente (z. B. Beloc,
   Dociton, Saroten), sofern ich welche verschrieben bekommen
   habe, wie folgt (bitte bei Zustimmung ankreuzen):
   ☐ gute Verträglichkeit
   ☐ generell gute Wirksamkeit
   ☐ schnelle Wirksamkeit
   ☐ rasche Kopfschmerzbefreiung
   ☐ keine Nebenwirkungen
   ☐ keine Langzeitschädigungen
   ☐ keine Veränderung meiner Person

Mit der Frage 4 haben Sie die wesentlichen Medikamente, die
Sie derzeitig gegen Ihre Kopfschmerzen einnehmen, aufgelistet.
Informieren Sie Ihren Arzt davon oder/und bringen Sie ihm
den Fragebogen mit. Nicht alle Schmerzmittel, die gegen Kopfschmerzen eingesetzt werden können, sind verschreibungspflichtig. In Deutschland werden jährlich etwa 60 Millionen
Packungen an Schmerz- und Migränemitteln verordnet. Die
meisten dieser Medikamente sind nicht verschreibungspflichtig und können direkt in der Apotheke erworben werden. Und
daß dies sehr oft geschieht, können Sie allein daran sehen, daß
die Apotheker die gängigsten Kopfschmerzmittel direkt an ihrer
Theke präsentieren. Schmerzmittel, wie Thomapyrin, Aspirin,
Spalt, Paracetamol und andere gehören zu den am häufigsten
verkauften Medikamenten überhaupt.

Als wesentliche Grundregel für Sie mag gelten, daß Sie mit
Ihrem behandelnden Arzt unbedingt über Ihren vergangenen
und derzeitigen Medikamentengebrauch sprechen. Ein häufiger Grund dafür, daß Kopfschmerzen nicht richtig behandelt
werden, ist der, daß viele Patienten Ratschläge von Bekannten
und Verwandten über Medikamente erhalten, die sie dann selbst
in der Apotheke erwerben und ausprobieren. Wir haben jedoch
oben gesehen, daß Kopfschmerzen sehr komplex sind, d. h. daß
nur durch die ausführliche Beratung und Betreuung durch den
Arzt oder Therapeuten unter Einbeziehung medikamentöser
und nichtmedikamentöser Behandlungsstrategien eine adäquate
Linderung und Bewältigung der Kopfschmerzerkrankung möglich ist.

> **Wichtig:**
> Besprechen Sie mit Ihrem Arzt Ihren Medikamentengebrauch, und lassen
> Sie sich von diesem die Empfehlung der Deutschen Migräne- und Kopf-
> schmerz-Gesellschaft zur medikamentösen Behandlung der Migräne und
> des Spannungskopfschmerzes erklären.

Wie Sie die Kopfschmerzmedikamente richtig einnehmen:

● *Zeitpunkt:*
Viele Patienten sind unsicher, ob sie die Schmerzmittel bei
den ersten Anzeichen der Kopfschmerzen einnehmen oder
noch etwas warten sollen. Kopfschmerzexperten empfehlen
eine möglichst rasche Einnahme der Medikamente, um dem
Entzündungsvorgang frühzeitig zu begegnen. Allerdings bedeutet dies nicht, daß Sie nicht auch andere Möglichkeiten
zur Linderung der Kopfschmerzen versuchen sollten.

● *Häufigkeit:*
Nehmen Sie niemals Schmerzmittel vorbeugend ein, etwa um
einem vermuteten Kopfschmerzanfall am nächsten Tag vor-
zubeugen. Die vorbeugende, tägliche Einnahme von Kopfschmerzmedikamenten kann zu einem schmerzmittelbedingten Kopfschmerz führen.

● *Anzahl:*
Nehmen Sie niemals mehr als zehn Tabletten oder Zäpfchen
im Monat ein. Auch hier besteht die Gefahr eines schmerzmittelbedingten Kopfschmerzes. Nehmen Sie die richtige,
von Ihrem Arzt empfohlene Dosis an Schmerzmitteln ein.

● *Art des Medikaments:*
Nehmen Sie auf jeden Fall nur Schmerzmittel, die keine sogenannten Mischpräparate enthalten. Sprechen Sie darüber
mit Ihrem Arzt oder Ihrem Apotheker.

● *Begleitmedikamente:*
Fragen Sie Ihren Arzt nach Medikamenten gegen Übelkeit
und Erbrechen und kombinieren Sie diese entsprechend den
Empfehlungen Ihres Arztes (siehe Tabelle Seite 90).

● *Vorbeugung:*
Leiden Sie unter mehr als zwei Migräneanfälle pro Monat oder fühlen Sie sich generell innerlich unruhig, sprechen
Sie Ihren Arzt auf eine sogenannte Medikamentenprophylaxe
an.

- *Besondere Medikamente:*
  Leiden Sie unter häufigen chronischen Spannungskopfschmerzen, sprechen Sie Ihren Arzt auf spezielle Medikamente (sogenannte Antidepressiva) an.

Wichtig:
Behandeln Sie Ihre Kopfschmerzen nur dann, wenn Sie nicht regelmäßig Kopfschmerzen haben. Bei einer Migräneerkrankung und einem Spannungskopfschmerz sollte die medikamentöse Behandlung *auf jeden Fall* durch einen Arzt begleitet werden.

Werfen Sie nun einen Blick auf die Fragen 7 und 8. Wenn Sie hier alle Antwortmöglichkeiten angekreuzt haben, werden Sie sicherlich keine Probleme haben, und Sie und Ihr Arzt werden mit den eingeleiteten medikamentösen Behandlungsstrategien zufrieden sein. Dies ist jedoch eher die Ausnahme.

Alle Patienten wünschen sich wohl ein Medikament, das schnell wirkt, gut verträglich ist, keine Nebenwirkungen hat, das rezeptfrei in der Apotheke zu erwerben ist und das womöglich auch gleich den Kopfschmerz für immer abschaltet. Leider gibt es dieses Medikament bislang nicht. Allerdings hat die Kopfschmerzforschung in den letzten zehn Jahren durch die Entwicklung neuer, hochwirksamer Medikamente, den sogenannten Triptanen, eine Basis geschaffen, Menschen mit hartnäckigen Kopfschmerzen effektiv zu helfen. Bei vielen Patienten besteht eine große Unsicherheit, wenn es darum geht, sich auf neue Medikamente einzulassen. Sie sollten dies niemals eigenständig tun. Gerade die erstmalige Anwendung der hochwirksamen neuen Medikamente, der Triptane, bedarf einer ausführlichen Untersuchung und Beratung durch Ihren betreuenden Arzt. Er wird Ihnen auch mitteilen, daß Sie diese auf keinen Fall mit Medikamenten aus der Gruppe der Ergotamine kombinieren dürfen. Dies kann zu erheblichen Gesundheitsschäden führen.

Die Deutsche Migräne- und Kopfschmerz-Gesellschaft hat
seit vielen Jahren für die Behandlung der Migräneerkrankung
und den Kopfschmerz vom Spannungstyp Therapieempfeh-
lungen herausgegeben, die in den wichtigsten Zeitschriften, die
von Ärzten gelesen werden, veröffentlicht wurden. Dies bedeutet, daß Ihr betreuender Arzt in der Regel über diese The-
rapieempfehlungen unterrichtet sein müßte und in seiner Beratung auf diese Empfehlung zurückgreifen kann.

Im folgenden möchten wir Ihnen daher nur die Eckpfeiler
einer richtigen Kopfschmerzbehandlung für die Migräne und
den Spannungskopfschmerz skizzieren. Sie können gleichzeitig
prüfen, ob bei Ihnen selbst eine adäquate medikamentöse Behandlung der Kopfschmerzen eingeleitet wurde.

Die Behandlung der Migräneattacke

Die Empfehlungen der Deutschen Migräne- und Kopfschmerz-
Gesellschaft zur Behandlung des akuten Migräneanfalls sind
gerichtet auf

- die Behandlung der Begleitsymptome (Übelkeit, Erbrechen),
- die Behandlung einer leichten Migräneattacke,
- die Behandlung einer schweren Migräneattacke.

Wie Sie aus der Tabelle (S. 90) entnehmen können, wird bei
Migräneanfällen, die von Übelkeit und Erbrechen begleitet
werden, auf sogenannte Antiemetika zurückgegriffen, wie zum
Beispiel das Motilium oder das Paspertin, die einerseits die
migränebedingte Übelkeit und das Erbrechen lindern, andererseits gleichzeitig den Magen für die Aufnahme von Schmerzmitteln, wie zum Beispiel Analgetika, vorbereiten. Denn während einer Migräneattacke ist der Magen des Migränepatien-

ten für die Aufnahme von Schmerzmitteln verschlossen, so daß
diese nicht in die entsprechende Blutbahn gelangen und somit
wirksam werden können. Wenn Sie zunächst ein Antiemetika
bzw. ein Magenmittel einnehmen, und 15 Minuten später ein
Analgetikum, wie zum Beispiel Aspirin, dann wird die Wirkung des Aspirins deutlich verbessert.

Bei einer *leichten Migräneattacke* können Sie ebenfalls zunächst ein Magenmittel einnehmen und 15 Minuten später je
nach Verträglichkeit die Acetylsalicylsäure (Aspirin), das Paracetamol (zum Beispiel Benuron) oder auch andere Analgetika
einnehmen. Die jeweilige Dosis ist abhängig von Ihren Vorerfahrungen, insbesondere jedoch von Ihrer Migräne-Kopf-
schmerz-Diagnose. Diese sollte von Ihrem Arzt gestellt werden.

Viele Patienten berichten, daß die Einnahme von Analgetika
auch in der Kombination mit einem Magenmittel nicht adäquat wirkt. In diesem Falle und bei schweren Migräneattacken
empfiehlt sich die Einnahme rezeptpflichtiger Medikamente,
insbesondere der Einsatz der sogenannten Triptane. Heute
sind auf dem Markt Medikamente mit den Präparatnamen
Imigran, Ascotop, Naramig und Maxalt. Die Einnahme dieser
Medikamente setzt, wie wir bereits oben ausgeführt haben,
eine Untersuchung durch Ihren Arzt und eine ausführliche Beratung voraus. Diese hochwirksamen Medikamente verursachen
manchmal Nebenwirkungen, die in der Regel nicht gesundheitsschädigend, aber für manchen Patienten unangenehm sein
können. Berichten Sie auf jeden Fall Ihrem betreuenden Arzt
bei Ihrem nächsten Besuch über die Wirkung und eventuelle
Nebenwirkungen dieser Medikamente. Fest steht, daß mit der
Entwicklung dieser Medikamente ein großer Durchbruch in
der medikamentösen Behandlung von Kopfschmerzen gelun-
gen ist, da durch diese Substanzen eine äußerst rasche, in manchen Fällen sogar vollständige Befreiung der Kopfschmerzen
während einer Migräneattacke möglich ist.

Die medikamentöse Behandlung bei Migräne

(In Anlehnung an die Empfehlungen der DMKG; Handelsnamen sind nicht vollständig und nur beispielhaft genannt)

A. Medikamente gegen Übelkeit/Erbrechen zur Normalisierung der Magenbeweglichkeit

Substanz	Handelsname	Rezeptpflichtig	Dosis
Metoclopramid	MCP Hexal/Paspertin	ja	20 mg
	Metoclamid	ja	0,5 mg/kg Tropfen, Tabletten
Domperidon	Motilium	ja	ebenso

Nach Einnahme dieser Medikamente 15 Minuten bis zur Einnahme des Schmerzmittels warten.

B. Medikamente zur Akutbehandlung

Substanz	Handelsname	Rezeptpflichtig	Dosis
Acetylsalicylsäure	ASS 500 Hexal/ Aspirin u. v. a.	nein	1000 mg
Paracetamol	Paracetamol Hexal/ Benuron	nein	1000 mg
Ibuprofen	Ibuhexal/Aktren	nein	400 mg
Metamizol	Novalgin u. a.	ja (!)	500 mg
Sumatriptan	Imigran-Tablette	ja	50, 100 mg (oral) 25 mg (supp.)
	Imigran-Nasenspray	ja	10, 20 mg (nasal)
	Imigran-Autoinjektor	ja	6 mg (s. c.)
Naratriptan	Naramig	ja	2,5 mg
Zolmitriptan	Ascotop	ja	2,5 mg
Rizatriptan	Maxalt	ja	5, 10 mg

Gelegentliche Alternative*:

Substanz	Handelsname	Rezeptpflichtig	Dosis
Ergotamintartrat	Ergosanol u. v. a.	ja	1–2 mg

* Niemals Triptane und Ergotamintartrat gemeinsam einnehmen! Der Mindestabstand beträgt 25 Stunden.

Sollten Sie langandauernde Migräneattacken erleiden oder das Gefühl haben, daß Sie von einer Migräneattacke in die nächste hineinfallen, empfiehlt es sich unbedingt, mit Ihrem Arzt ein adäquates Behandlungskonzept zu besprechen. Unerträgliche, langandauernde Migräneanfälle können durch Ihren Arzt in dessen Praxis oder bei Ihnen zu Hause durch eine Infusion oder eine Spritze gestoppt werden.

Patienten, die angeben, daß keines der Medikamente wirksam ist, betreiben häufig einen Schmerzmittelmißbrauch, bei dem jedwede Behandlungsstrategie ausgeschlossen ist. Wenn Sie also täglich unter Dauerkopfschmerzen leiden und viele Medikamente einnehmen, hilft nichts anderes mehr, als einen stationären oder ambulanten Schmerzmittelentzug durchzuführen, um anschließend eine neue medikamentöse Einstellung und unbedingt auch eine nichtmedikamentöse Behandlung vorzunehmen.

Die vorbeugende Behandlung der Migräneattacke

Sollten Sie zu den Migränepatienten gehören, die zwei oder mehr Anfälle pro Monat haben, die gerade eine Schmerzmittelentzugsbehandlung durchgemacht haben oder die zusätzlich zu ihren häufigen Migräneanfällen vegetative Störungen haben, wie zum Beispiel innere Unruhe, Nervosität und Panikattacken, können durch eine medikamentöse Migräneprophylaxe eine deutliche Verbesserung ihrer Symptomatik erfahren. Wichtig dabei ist, daß diese Medikamente, wie zum Beispiel die Betarezeptorenblocker Beloc und Dociton grundsätzlich nicht als Schmerzmittel eingesetzt werden, sondern die allgemein erhöhte Erregungsbereitschaft des Gehirns herabsetzen. In unserem Bild gesprochen, ist es mit diesen Medikamenten nicht mehr möglich, Ihren *Porsche* im Gehirn mit überhöhter Geschwindigkeit oder hoher Drehzahl zu fahren.

Eine effektive Behandlung mit Hilfe dieser Migräneprophylaxe ist nur möglich, wenn sie langandauernd durchgeführt wird. In der Regel wird Ihr Arzt eine etwa neun- bis zwölfmo-

Wirksame Migräneprophylaxe
(In Anlehnung an die Empfehlungen der DMKG)

A. Therapie 1. Wahl

Betablocker

Substanz	Handelsname	Rezeptpflichtig	Tagesdosis
Metoprolol	Metohexal/Beloc u. a.	ja	50–200 mg
Propranolol	Dociton u. a.	ja	40–160 mg

B. Therapie 2. Wahl

Substanz	Handelsname	Rezeptpflichtig	Tagesdosis
Flunarizin	Sibelium u. a.	ja	5–10 mg
Cyclandelat	Natil	nein	3–4 mal 400 mg

C. Eingeschränkt

Substanz	Handelsname	Rezeptpflichtig	Tagesdosis
Pizotifen	Sandomigran	ja	1,5 mg
Methylsergid	Deseril u. a.	ja	6 mg
>Lisurid	Cuvalit Doperin	ja	3 x 0,025 mg

D. Sonderfälle

Menstruelle Migräne

Substanz	Handelsname	Rezeptpflichtig	Tagesdosis
Naproxen	Proxen u.a.	ja	2 x 250 mg (4 Tage vor bis 3 Tage nach der Menses)

Kombinationskopfschmerz

Amitriptylin	Amineurin/Saroten	ja	25–75 mg (evtl. in Kombition mit Beta-blocker)

Anmerkung: Indikation mehr als 2–3 Anfälle pro Monat

natige Behandlung vorschlagen. Er wird Ihnen dabei sehr sorgfältig erklären, daß Sie dieses Medikament zunächst in geringer Dosis einschleichend über mehrere Wochen einnehmen
sollen, um dann anschließend die Dosis zunehmend zu steigern. Die Wirkung der Medikamente verspüren Sie erst nach
einigen Wochen. So können Sie das Gefühl haben, daß Ihre
Migräneattacke nicht mehr so schwer und so langandauernd

ist oder daß andererseits die Migräne weniger häufig auftritt. Manchmal berichten Patienten, daß sie das Gefühl haben, als ob die Medikamente sie verändert hätten. Eine Patientin formulierte etwa: *»Ich bin nicht mehr die gleiche wie früher. Ich fühle mich irgendwie gebremst.«* Dieser Effekt kann sich manchmal durch die Einnahme dieser Medikamente zeigen. Oftmals verschwinden die anfänglichen Nebenwirkungen bei sorgfältiger und länger andauernder Einnahme.

> **Wichtig:**
> Setzen Sie niemals Medikamente zur Migräneprophylaxe selbständig ab. Sprechen Sie zuvor mit Ihrem betreuenden Arzt.

Manche Patienten haben Angst davor, jeden Tag vorbeugend Medikamente einzunehmen. Sie haben etwa gehört, daß diese Medikamente Müdigkeit oder sogar Schwindel verursachen können. Häufig stehen solche Nebenwirkungen nur am Beginn der Behandlung. Sie können diese vorbeugen, indem Sie Ihren Kreislauf durch Kalt-Warm-Duschen oder durch eine Trockenmassage mit einer Bürste anregen. Wenn trotz dieser Maßnahmen das Nebenwirkungsspektrum groß ist, sollten Sie verschiedene andere Möglichkeiten der Prophylaxe ausprobieren, bevor Sie die weitere Behandlung einstellen.

> **Merke:**
> Bei einer sichergestellten Diagnose ist es in der Regel möglich, jede Form der Migräne adäquat zu behandeln, sofern Sie und Ihr betreuender Arzt den Empfehlungen der Deutschen Migräne- und Kopfschmerz-Gesellschaft folgen.

Die medikamentöse Behandlung des Spannungskopfschmerzes

Generell ist die Behandlung des episodischen oder chronischen Spannungskopfschmerzes wesentlich schwieriger als die medikamentöse Behandlung der Migräne. Zur medikamentösen Behandlung des akuten Spannungskopfschmerzes werden von der Deutschen Migräne- und Kopfschmerz-Gesellschaft bei nicht erträglichen Schmerzen Analgetika mit Acetylsalicylsäure oder Paracetamol vorgeschlagen. Es wird gleichzeitig darauf hingewiesen, daß bei chronischen Spannungskopfschmerzen, also bei Kopfschmerzen, die an mehr als 180 Tagen im Jahr auftreten, eine regelmäßige Einnahme von Schmerzmitteln vermieden werden soll. Neuere wissenschaftliche Arbeiten konnten eine gewisse Wirksamkeit und gute Linderung der chronischen Spannungskopfschmerzen durch das Einreiben mit Pfefferminzöl auf den betroffenen Stellen an Stirn und Schläfen nachweisen. Im Vordergrund der medikamentösen Behandlung des chronischen Spannungskopfschmerzes stehen jedoch, entsprechend der Empfehlungen der Deutschen Migräne- und Kopfschmerz-Gesellschaft, die sogenannten Antidepressiva (zum Beispiel

Wirksame Prophylaxe bei chronischem Spannungskopfschmerz
(In Anlehnung an die Empfehlungen der DMKG)

A. Therapie 1. Wahl			
Antidepressiva			
Substanz	**Handelsname**	**Rezeptpflichtig**	**Dosis**
Amitriptylin	Amineurin/Saroten	ja	25–75 mg
B. Therapie 2. Wahl			
Substanz	**Handelsname**	**Rezeptpflichtig**	**Dosis**
Doxepin	Doneurin/Aponal	ja	25–75 mg
Imipramin	Tofranil	ja	25–75 mg

Sachotin, Equilibrin, Aponal und andere). Viele Patienten erschrecken, wenn sie von ihrem Arzt vorgeschlagen bekommen, vorbeugend, d. h. täglich Antidepressiva einzunehmen. Sie verweigern die Einnahme der Medikamente mit dem Hinweis, daß sie nicht depressiv, nicht psychisch krank seien. Antidepressiva in der Behandlung von chronischen Spannungskopfschmerzen haben hier jedoch einen direkten Einfluß auf das Schmerzbehandlungssystem im Gehirn. Ihr Ziel ist die Einflußnahme auf bestimmte Botenstoffe im Gehirn und nicht die Vermittlung einer antidepressiven Wirkung.

Die Abgabe dieser Medikamente erfolgt ähnlich wie die Verordnung von Migräneprophylaktika. Die Patienten erhalten zunächst einschleichend eine geringere Dosis und später eine höhere Dosis. Auch hier muß betont werden, daß erst durch eine längere Einnahme der Medikamente eine entsprechende Wirkung eintritt. Von dem Patienten wird also Geduld verlangt. Da diese Medikamente verschreibungspflichtig sind, sollten Sie ausführlich mit Ihrem Arzt besprechen, ob sie für Sie in Frage kommen.

> **Wichtig:**
> Die medikamentöse Behandlung des Spannungskopfschmerzes ist äußerst schwierig und sollte von einem Kopfschmerzspezialisten durchgeführt werden. Therapie erster Wahl beim chronischen Spannungskopfschmerz ist die Behandlung mit nichtmedikamentösen Verfahren, wie zum Beispiel Entspannungstechniken, Streßbewältigung und Biofeedback.

Wir haben in diesem Kapitel nunmehr die wesentlichen Bausteine einer adäquaten, von der Deutschen Migräne- und Kopfschmerz-Gesellschaft empfohlenen, vorbeugenden und akuten Behandlung der Migräne und des Spannungskopfschmerzes kennengelernt. Sollten Sie irgendwelche Schwierigkeiten mit der derzeitigen medikamentösen Behandlung Ihrer

Kopfschmerzen haben, sprechen Sie Ihren Arzt bei Ihrem nächsten Besuch auf die dargestellten Behandlungsmöglichkeiten an.

Was Sie beachten sollten:
Wir haben oben bereits ausgeführt, daß das Schmerzerleben und die Schmerzwahrnehmung von Menschen auch durch die regelmäßige Einnahme von Schmerzmitteln bekräftigt werden kann, daß es mit zunehmender Dauer des Schmerzleidens über Jahre hinweg auch durch Schmerzmittel zu einer Herabsetzung der Schmerzschwelle und somit zu einer höheren Schmerzempfindlichkeit kommen kann. Gehen Sie daher sorgfältig mit Schmerzmitteln um. Besprechen Sie jeden Schritt mit Ihrem Arzt und vermeiden Sie eine unreflektierte Selbstbehandlung mit Kopfschmerzmitteln.

Nachfolgend können Sie eine Beratung eines Arztes im Hinblick auf die adäquate Behandlung der Migräneattacke ersehen:
»Ich möchte Sie einmal bitten, daß Sie bei dem nächsten Anfall eine andere Form der Schmerzmittelbehandlung versuchen. Beim allerersten Anzeichen einer Migräneattacke sollten Sie etwa 30 Tropfen Paspertin oder Motilium flüssig einnehmen. Danach können Sie entweder eine Brausetablette (Aspirin C) oder eine Kautablette (Aspirin direkt) oder ein Zäpfchen (z. B. Benuron) einnehmen. Bitte beachten Sie, daß Sie bei den Tabletten möglichst 1000 mg (also zwei Tabletten) zu sich nehmen, um eine entsprechende Wirkung zu erzielen. Sollten Sie nach ein bis zwei Stunden keine wesentliche Besserung haben, können Sie auf Ihr normales Schmerzmittel zurückgreifen. Vermeiden Sie Ergotamine. Sollten die Analgetika nicht wirken, werden wir einmal die sogenannten Triptane versuchen. Kombinieren Sie auf keinen Fall Triptane (z.

B. Imigran, Ascotop oder Maxalt) mit Ergotamin. Sie sollten sich auf jeden Fall für eines dieser Medikamente entscheiden.«

Für Migränepatienten ergibt sich noch ein besonderes Problem:

Wir haben oben bei der Erklärung der Ursache der Migräneerkrankung hervorgehoben, daß die Migräne als Erholung des Gehirns infolge einer vorangegangenen Reizüberflutung verstanden werden kann.

Es ist wissenschaftlich bekannt, daß trotz Abklingen der Entzündungen im Bereich der Blutgefäße die biochemischen und physiologischen Prozesse im Gehirn noch über mehrere Tage hinweg andauern können. Mit dem Aufhören des Kopfschmerzes ist somit nicht die Migräneattacke als solche beendet. In manchen Fällen kann der gesamte Ablauf des Migräneanfalls bis zu seiner völligen Normalisierung des Gehirns an die vier Tage dauern.

So wichtig sicherlich für Sie das schnelle Abschalten der Kopfschmerzen, insbesondere durch die neuen (bahnbrechenden) Migränemittel (die sogenannten Triptane) sein mag, so wichtig ist es auch, daß Sie Ihrem Gehirn die Chance einer langsamen Erholung, etwa durch ausgedehnten Schlaf, gönnen. Bedenken Sie, daß Ihr Gehirn gleich einem Rennauto gerade nach einem Defekt (Migräne) einen Boxenstopp benötigt, um wieder funktionieren zu können.

Wir empfehlen Ihnen daher folgende Grundregeln abschließend zu beachten:
1. Besprechen Sie die wirksame medikamentöse Behandlung Ihrer Kopfschmerzen mit Ihrem Arzt.
2. Nehmen Sie auf keinen Fall Mischpräparate zur Behandlung Ihrer Kopfschmerzen ein.
3. Gönnen Sie sich auch nach einer möglichen Kopfschmerzbe-

freiung nach der Einnahme von Schmerzmitteln eine Ruhephase.

4. Nehmen Sie bei einer Unverträglichkeit nach der Einnahme eines Kopfschmerzmittels sofort Kontakt mit Ihrem Arzt auf.

5. Vermeiden Sie die Einnahme unterschiedlicher Migränemittel bei einer Migräneattacke.

6. Unterstützen Sie die medikamentöse Therapie durch nichtmedikamentöse Schmerzbewältigungstechniken.

7. Jedes wirksame Medikament kann auch Nebenwirkungen haben. Lassen Sie sich nicht von dem Beipackzettel irritieren, fragen Sie Ihren Arzt.

Der sechste Schritt:

Kopfschmerzen selbst lindern

» Wenn ich merke, daß sich ein Migräneanfall aufbaut, versuche ich möglichst schnell, mich hinzulegen und zu schlafen. Zur Linderung der Schmerzen lege ich mir einen kalten Waschlappen auf die Stirn und stelle mir vor, daß ich meine Schläfen mit Eiswürfeln regelrecht vereise. Ich habe das Gefühl, daß ich auf diese Art meine Migräneanfälle bzw. den Schmerz beeinflussen kann. Ich hab auch das Gefühl, daß ich dadurch weniger Schmerzmittel einnehmen muß. «
(Herr Z., 34 Jahre, Facharbeiter)

» Wenn mein Kopfschmerz stärker wird, gibt es für mich nur eines, rauf aufs Fahrrad, und ich strampele mir förmlich den Schmerz aus dem Leibe. Ich hab einfach festgestellt, daß mir körperliche Bewegung, wie Radfahren, Jogging und anderes hilft, den Schmerz zu bewältigen. Vielleicht lenke ich mich halbwegs dabei auch nur ab. «
(Herr G., 27 Jahre, Bürokaufmann)

Wir haben bereits darauf hingewiesen, daß das Schmerzempfinden von Mensch zu Mensch verschieden ist. Während der eine Mensch beim Betreten einer heißen Bodenplatte mit nackten Füßen im Sommer sofort versucht, mit schmerzverzerrtem

Gesicht den Rasenboden zu erreichen, empfindet ein anderer Mensch in der gleichen Situation nur mäßige oder gar keine Schmerzen. So unterschiedlich wie wir Schmerzen erleben, so unterschiedlich sind auch unsere Schmerzbewältigungsstrategien.

Vielleicht gehören auch Sie zu den Menschen, die beim Aufschürfen ihres Knies noch nach Stunden den Schmerz spüren, ihn »bedenken« oder »bereden«. Oder Sie gehören zu den Menschen, die schnell etwas kühles Wasser darübergießen und dann ihre Tätigkeit fortsetzen und zur Tagesordnung übergehen, ohne über die Schmerzen nachzudenken. Die Art und Weise, wie wir mit Schmerzen umgehen, ist im wesentlichen geprägt durch unsere Vorerfahrungen mit Schmerz und auch dadurch, wie unsere Eltern mit unserem Schmerz umgegangen sind. So konnte gezeigt werden, daß Schmerzprobleme bei Kindern, die häufig unter Bauchschmerzen litten und die aus Familien stammten, in denen die Eltern oder ein Elternteil ebenfalls an Schmerzen litten, viermal häufiger vorkamen als bei Familien ohne Schmerzprobleme.

> **Merke:**
> Das Schmerzerleben und die Art und Weise damit umzugehen, ist also durch die Vorerfahrung und die Erziehung *erlernt*.

Erinnern Sie sich noch an das Beispiel des Kindes, das hingefallen ist und sich die Knie aufgeschürft hat? Ein Onkel hat das Kind durch einen Heißluftballon, der die Aufmerksamkeit des Kindes fesselte, abgelenkt. Der Onkel hat dabei wohl unbewußt eine verhaltenstherapeutische Technik, das sogenannte **Schmerzbewältigungs- oder Schmerzimmunisierungsverfahren** angewendet. Er machte sich dabei die Fähigkeit unseres Gehirns zunutze, das Bewußtwerden des Schmerzes zu unterdrücken. Im folgenden möchten wir Sie in diese Technik einweisen.

Vorher bitten wir Sie, noch die folgende Checkliste auszufüllen, wodurch Sie mögliche Schmerzbewältigungsstrategien, bis hin zur Linderung Ihrer Kopfschmerzen überlegen und bewerten können.

Was könnte meine Schmerzen vielleicht lindern?
1. Ich könnte vielleicht folgendes versuchen:
   - [ ] einen kalten Waschlappen auf die Stirn legen
   - [ ] einen warmen Waschlappen auf die Stirn legen
   - [ ] Eiswürfel verwenden
   - [ ] ein heißes Bad nehmen
   - [ ] schlafen
   - [ ] mich ablenken
   - [ ] Sport treiben
   - [ ] mich massieren lassen
   - [ ] einfach nicht daran denken
   - [ ] Sonstiges:_____

2. Ich bemerke, daß sich meine Kopfschmerzen in den folgenden Situationen *bessern* (bitte bei Zustimmung ankreuzen):
   - [ ] beim Liegen
   - [ ] beim (schnell) Gehen oder Laufen
   - [ ] beim Sport
   - [ ] nach dem Trinken
   - [ ] beim Arbeiten
   - [ ] beim Sex
   - [ ] Sonstiges:_____

3. Ich bemerke, daß sich meine Kopfschmerzen in den folgenden Situationen *verschlechtern* (bitte bei Zustimmung ankreuzen):
   - [ ] beim Liegen
   - [ ] beim (schnell) Gehen oder Laufen

☐ beim Sport
☐ nach dem Schlafen
☐ beim Grübeln
☐ beim Arbeiten
☐ beim Sex
☐ Sonstiges:_____

Viele Menschen sind zunächst ratlos, wenn sie gefragt werden, was sie selbst aktiv gegen ihre Schmerzen unternehmen können. Wir können jedoch immer wieder feststellen, daß viele Patienten die kreativsten Ideen entwickeln, um ihre Kopfschmerzen zu lindern. Die Schmerzbewältigungsstrategien reichen von dem alten Großmutter-Rezept mit Kaffee und Zitrone bis hin zum Joggen während einer Migräneattacke.

In der Tat sind manche dieser Methoden zur Schmerzbekämpfung hilfreich. So hat Koffein in Kombination mit Zitronensaft eine gewisse gefäßverengende und somit auch schmerzlindernde Wirkung. Jedoch ist nicht davon auszugehen, daß durch diese Methode der Kopfschmerz tatsächlich wie durch ein Schmerzmittel beendet werden kann. Wir möchten dabei auch hervorheben, daß alle Methoden zur individuellen Schmerzbewältigung, letztlich auch das Schmerzimmunisierungstraining, dazu führen sollen, den Kopfschmerz zu *lindern*. Meist werden sie in Verbindung mit Kopfschmerzmedikamenten angewendet.

Primäres Ziel der aktiven Kopfschmerzbewältigung ist es daher, die medikamentöse Therapie zu ergänzen und unter Zuhilfenahme psychologischer Methoden das Gefühl der Selbstkontrolle durch den Patienten zu erhöhen. Dabei geht es vor allem darum, dem Patienten die Angst vor der nächsten Kopfschmerzattacke zu nehmen und ihm das Gefühl der Selbststeuerung zu vermitteln.

Das Kopfschmerzbewältigungstraining

Wir werden Sie nunmehr systematisch mit dem Kopfschmerz-
bewältigungstraining, das Sie selbst durchführen können, in
sechs Schritten vertraut machen. Bearbeiten Sie die nachfolgenden Schritte nach und nach so, wie Sie Ihnen auf den folgenden Seiten erläutert werden.

Schritte zur Bewältigung einer Migräneattacke:
1. Beschreiben Sie Ihren letzten Migräneanfall
2. Einführung in das Training zur Schmerzbewältigung
3. Lesen Sie das folgende Beispiel (Seite 107)
4. Ihr eigenes Programm der Schmerzbewältigung
5. Spielen Sie Ihren letzten Migräneanfall nach
6. Wenden Sie die Techniken bei Ihren nächsten Migräneanfall
   an

1. Beschreiben Sie Ihren letzten Migräneanfalls

Zur Durchführung der weiteren Schritte ist es zunächst wichtig, daß Sie sich mit Ihrem letzten Migräneanfall nochmals
sehr genau vertraut machen. Sie können dies am besten dadurch, indem Sie den Ablauf von Beginn bis zum Ende nieder-
schreiben. Versuchen Sie dabei jedoch nicht nur, auf situative
Momente wie den Zeitpunkt des Auftretens der Kopfschmerzen oder die Einnahme der Medikamente einzugehen, sondern
versuchen Sie auch ganz systematisch, Ihre Gedanken, Ihre
Empfindungen niederzuschreiben. Gegebenenfalls können Sie
auch den Migräneanfall nochmals durchleben, indem Sie ihn
nachspielen und dies auf Tonband aufzeichnen. Weiterhin besteht die Möglichkeit, daß Sie Ihren letzten Migräneanfall
Ihrem Partner oder einem Bekannten genau schildern.

Beginnen Sie jetzt mit der Niederschrift Ihres letzten Migräneanfalls:

_____

_____

_____

_____

_____

_____

_____

_____

_____

_____

_____

_____

_____

_____

_____

Legen Sie Ihren Text zunächst einmal zur Seite, und gehen Sie
zum nächsten Schritt über.

2. Einführung in das Training zur Schmerzbewältigung

Bevor Sie das Beispiel auf Seite 107ff. lesen, möchten wir Ihnen
nochmals die wesentlichen Merkmale der Schmerzbewältigung
deutlich machen.

Für viele Patienten ist der Beginn des Migräneanfalls mit
Angst oder mit der Sorge verbunden, daß sie ihre Aufgaben
und Pflichten nicht zu Ende führen können. Häufig stehen
negative Gedanken im Vordergrund. Auch der Schmerz selbst

erzeugt Verzweiflung und Ohnmachtsgefühle. Zunächst sollten Sie sich auf Ihren Schmerz und die damit verbundenen Gedanken bewußt einlassen (Schritt 1).

Eine wesentliche Technik, die nun angewendet werden soll, ist die sogenannte *Gedankenstopp-Technik*. Mit dieser Technik sollen wiederkehrende belastende, ja fast katastrophierende Gedanken, die um den Schmerz kreisen, abrupt unterbrochen werden, indem Sie laut *Stop* sagen (Schritt 2).

Danach sollen Sie zunächst prüfen, ob Sie den Schmerz körperlich nachempfinden können, etwa durch einen pulsierenden, pochenden Schmerzcharakter (Schritt 3 und 4).

Gleichzeitig werden Sie aufgefordert, möglichst schon etwas gegen das Pochen der Schläfe zu unternehmen, indem Sie sich auf das Pochen einlassen und durch eine Beschleunigung des Pochens die Gefäße engstellen (Schritt 5).

In Schritt 6 bis 9 des Trainings sollen Sie Ihren Schmerz bzw. Ihr Schmerzempfinden mit einem Bild, das Sie sich möglichst plastisch vorstellen sollten, verbinden. Am besten verwenden Sie ein tobendes Meer. Sinn dieser sogenannten *Imaginationsübung* ist es, daß Sie durch die nachfolgende Einnahme eines Medikaments (z. B. eines Triptans) bei gleichzeitiger Kühlung der Stirn mit einem Pfefferminzöl die Veränderung des Schmerzes wahrnehmen, und dabei eine imaginative, das heißt durch Vorstellung bedingte, Veränderung Ihres Sturmbildes bewirkt wird. Ziel dieser Maßnahme ist es, durch häufige Koppelung von angenehmen Bildern mit Schmerzmitteln eine gelernte Verbindung dieser beiden Verfahren zu erreichen, so daß auch durch die spätere alleinige Vorstellung von bestimmten angenehmen Bildern ein Einfluß auf die Schmerzempfindung erreicht werden kann. Dieser Vorgang wird *klassische Konditionierung* genannt, wobei durch die Verknüpfung von Vorstellungsbildern mit der medikamentösen Einnahme und durch das immer wiederkehrende Üben die Vorstellungsbilder selbst bereits eine Schmerzreduzierung ergeben können. Aus diesem Grunde ist es auch erforderlich, daß Sie diese Vorstellungsübungen auch dann durchführen, wenn Sie keinen Migräneanfall erleiden. Versuchen Sie in jedem Fall, bei den zukünftigen Migräneanfällen diese Technik anzuwenden.

Beenden Sie Ihre Schmerzbewältigung immer mit einem Selbstlob *(Ich hab das gut gemacht; es klappt; prima)* (Schritt 10).

Ablauf des Trainings bei Migräneanfällen

1. Sprechen Sie laut ihre Gedanken und Empfindungen hinsichtlich Ihres Schmerzes aus (etwa zwei bis drei Minuten).
2. Unterbrechen Sie Ihre Schmerzwahrnehmung mit einem lauten *Stop* (Gedankenstop); reden Sie sich gut zu, daß Sie jetzt den Schmerz aktiv bewältigen wollen.
3. Ertasten Sie den Puls an Ihrer Schläfe, an der Sie Schmerzen verspüren, mit Ihrem Finger.
4. Geben Sie jedem Pulsschlag ein *Pom*.
5. Beschleunigen Sie den Pulsschlag durch schnelleres Sprechen *(Pom, Pom ...)* – Atmen Sie dabei durch den Mund ein und aus.
6. Nehmen Sie jetzt Ihr Medikament ein.
7. Stellen Sie sich analog zum Schmerz eine tobende, stürmische See vor.
8. Nehmen Sie jetzt Eis oder Pfefferminzöl zur Kühlung der Schläfen und der Stirn.
9. Verbinden Sie mit der Schmerzlinderung oder -befreiung bildlich eine sich beruhigende See (z. B. Ebbe) und angenehme Bilder (z. B. Sonne).
10. Belohnen Sie sich verbal und durch andere Dinge. Sie haben es geschafft!

(Sie sollten die Übung später mit geschlossenen Augen durchführen.)

3. Lesen Sie das folgende Beispiel

(1) »*O Gott, ich merke schon, die Migräne zieht wieder heran. Ich habe es doch fast geahnt. Ich habe in den letzten Tagen nicht aufgepaßt. Ich war euphorisch, habe unheimlichen Heißhunger gehabt am letzten Samstag, und jetzt, am Sonntag morgen, geht es schon wieder los. Es ist grausam. Ich wollte doch eigentlich heute so viel erledigen, so viel aufarbeiten, eine Fahrradtour mit den Kindern machen. Alles fällt jetzt ins Wasser. Hoffentlich ist es am Abend wieder vorbei. Hoffentlich helfen die Medikamente. Ich muß doch unbedingt am Montag wieder fit sein. Ich kann doch nicht schon wieder ausfallen. Irgendwann verliere ich meinen Job. Auch meiner Familie muß ich es schon wieder zumuten. Ach, ist das schlimm. Ich kann es einfach nicht verstehen, warum immer ich, warum kommt es immer wieder, was habe ich verbrochen? Es ist grausam, es ist schlimm, es ist ekelhaft ... Ich erlebe mehr und mehr die Übelkeit, es wird mir immer flauer im Magen, und der Kopfdruck, er zieht sich von hinten in die Stirn, jetzt ist er rechts. Ich kann ihn regelrecht ertasten. Es wird immer pulsierender und immer kräftiger. Ich hasse die Migräne. Warum habe ich nur darunter zu leiden? Was habe ich bloß verbrochen ...?*

(2) STOP ...
Was mache ich hier? Ich sitze hier und bedauere mich. Leide und leide, und es geht mir immer schlechter. Allein schon durch dieses negative Denken werde ich mehr und mehr in den Schlamm gezogen. Es ist eigentlich schlimm mit mir. Ich gebe mich mit meinem Schmerz zufrieden. Nein, ich will ihn jetzt bewältigen. Ich habe die Nase voll. Ich will ihn jetzt bewältigen. Ich will ihn nicht verdrängen. Ich will den Schmerz bewältigen – und ich werde es schaffen.

(3) Wo fange ich jetzt als erstes an? Zunächst möchte ich fühlen, wie meine Gefäße sind. Ich ertaste jetzt meine rechte Schläfenarterie ... pom, pom, pom, pom ... Es ist ein kräftiges Pochen. Es tut schon sehr weh, ich bin schon weit fortgeschritten mit der Migräne. Gleich beginnt die Übelkeit ... Was habe ich gelernt? Ich kann vielleicht die Gefäße mit etwas Pfefferminzöl oder mit Eis einreiben, oder auch mit meinen Gedanken beeinflussen. Zunächst versuche ich mal die Strategie mit meinen Gedanken. Mit dem »Pom« gehe ich in den Rhythmus des Pulsschlages hinein: pom, pom, pom (etwa zehn Sekunden weitermachen). Jetzt versuche ich, das Pom zu beschleunigen, damit mache ich die Gefäße eng. Dies kann vielleicht helfen: pom, pom, pom (den Rhythmus beschleunigen, »pom« laut sprechen, 15 Sekunden). Irgendwie merke ich, daß es wirkt. Irgendwie ist mir jetzt leichter.

(4) Ich stelle mir jetzt den Schmerz als Bild vor – ein Sturm, eine Flut, hohe Wellen an der Nordsee, es regnet und ist ganz duster – die Wellen kommen und gehen wie der Pulsschlag. Ich nehme jetzt meine Medikamente (Triptan) ein. Sie wirken etwa nach zehn Minuten. In dieser Zeit versuche ich einfach nur stillzuliegen und meine Gedanken zu beruhigen. Ich möchte jetzt nicht von der Migräne überwältigt werden (Patient nimmt jetzt Medikamente ein, siehe Seite 106). Die Übelkeit wird schon besser (nach zehn Minuten). Ich reibe meine Stirn und Schläfe kreisförmig (auch Pfefferminzöl verwenden) ... Noch spüre ich den Schmerz deutlich. Ich stelle ihn mir bildlich vor. Es ist wie ein Brausen an der Nordsee. Es ist Flut, ein Gewitter, dunkle Wolken fliegen am Himmel, und ich spüre die hohen Wellen mit jedem Pulsschlag. Ich sehe ganz genau diese Szene an der Nordsee. Die hohen Wellen, die sich hin und her bewegen. Es ist wie ein richtiger Sturm, orkanartig. Mit jeder Welle spüre ich den Schmerz, der immer deutlicher

und deutlicher wird ... Die Stirnkühlung wirkt jetzt. Ich spüre ein leicht kaltes Gefühl an der Stirn und stelle mir gleichzeitig die Situation an der Nordsee vor.

(5) Mit dem Kühlen, mit dem Nachlassen des Schmerzes verschwindet dieses stürmische Wetter mehr und mehr. Ich merke, daß die Wellen kleiner werden, ich sehe das ganz bildlich. Mehr und mehr weichen sie zurück. Es ist wie Ebbe. Ganz leicht im Hintergrund beginnt sich der Himmel aufzureißen, die Wolken werden weniger, immer entspannter fühle ich mich und gleichzeitig sehe ich, wie der Himmel freundlicher wird, wie das Meer zurückweicht ... Jetzt noch mal ein kleiner Schmerzschub. Gleich verändert sich mein Bild wieder, und ich spüre wieder eine große Welle herannahen, aber ich fange sie ab. Ich will das nicht haben und stelle mir bildlich vor, wie diese Welle nach hinten rollt ... Jetzt spüre ich den Schmerz schon deutlich weniger, und mit dem Wenigerwerden des Schmerzes verknüpfe ich meine Vorstellungen. Der Himmel ist blau, es ist angenehm, ich fühle mich wohl, ich sehe den Strand und ich laufe los und gehe bei Ebbe in das Meer. Ich merke, wie ich mich angenehm wohl fühle. Das Toben in meinem Kopf nimmt ein Ende. Ich fühle mich so wohl ...«

Durch die Verknüpfung von Imaginationsbildern und der medikamentösen Einnahme sollte über den Weg der klassischen Konditionierung erreicht werden, daß durch gezieltes Üben auch einzelne Imaginationsübungen bereits eine Schmerzreduktion bewirken. Aus diesem Grund ist es erforderlich, daß Sie auch dann diese Imaginationsübungen durchführen, wenn Sie keinen Anfall haben. Grundsätzlich jedoch sollten Sie diese Imaginationsübungen nach Möglichkeit bei jedem Anfall in der beschriebenen Weise durchführen.

4. Ihr eigenes Programm zur Schmerzbewältigung

Schreiben Sie jetzt analog zu dem Beispiel (Punkt 3) und Ihrer eigenen Niederschrift (Punkt 1) ein eigenes **Schmerzbewältigungsmanuskript** auf. Versuchen Sie, dabei die genannten Schritte zu berücksichtigen. Achten Sie darauf, daß es sich wirklich um *Ihren Migräneanfall oder Ihren Spannungskopfschmerz* handelt.

_____

_____

_____

_____

_____

_____

_____

_____

_____

_____

_____

_____

_____

_____

5. Spielen Sie Ihren letzten Migräneanfall nach

Versuchen Sie nun, analog zu Ihrem Manuskript (Punkt 4), Ihren typischen Migräneanfall nachzuspielen, und wenden Sie dabei die genannten Strategien an. Es ist oft hilfreich, wenn es Ihnen möglich ist, dieses Spiel auf ein Tonband aufzunehmen, so daß Sie die einzelnen Schritte, die wir Ihnen genannt haben, nochmals überprüfen können.

Versuchen Sie auch, Ihrem Partner oder Ihrer unmittelbaren Bezugsperson einmal Sinn und Zweck sowie die Techniken der Schmerzbewältigung zu erläutern und führen Sie ihm einen Migräneanfall vor.

6. Wenden Sie die Techniken bei Ihrem nächsten Migräneanfall an

Versuchen Sie, mit diesen Übungen (mindestens zwei Wochen üben) nun auch Ihren Kopfschmerz zu bewältigen. Sobald Sie den ersten Hauch von Kopfschmerz verspüren, sollten Sie damit beginnen.

Bitte beachten Sie, daß Sie ja auch die Migränemittel möglichst rasch einnehmen sollten. Vor der Einnahme sollten Sie jedoch die Schmerzbewältigung versuchen.

Schritte zur Bewältigung von Spannungskopfschmerzen

Grundsätzlich gehen Sie, wenn Sie unter chronischen Spannungskopfschmerzen leiden, genauso vor wie der Migränepatient. Schreiben Sie den Verlauf Ihrer Kopfschmerzen nieder, entwickeln Sie Ihr eigenes Schmerzbewältigungsmanuskript und üben Sie die Schmerzbewältigung durch Nachspielen ein.

Im Gegensatz zur Migräneattacke ist das Schmerzerleben bei Spannungskopfschmerzpatienten etwas komplizierter. Es ist nicht durch einen anfallsbedingten Kopfschmerz, sondern manchmal durch einen diffusen, schlecht zu beschreibenden Schmerz geprägt. Insbesondere chronische Spannungskopfschmerzen werden häufig als drückend erlebt, wobei die Intensität der Kopfschmerzen meist auf einer Skala, die von null bis zehn reicht, zwischen drei und sechs liegt. Entsprechend ist die nichtmedikamentöse Schmerzbewältigung beim Spannungskopfschmerz schwieriger durchzuführen. Auch hier gilt jedoch für den Patienten, zunächst danach zu suchen, welche möglichen schmerzlindernden Ressourcen er selbst im Laufe seiner Erkrankung entdeckt hat. Gehen Sie als Spannungskopfschmerzpatient zunächst so vor, daß Sie prüfen, was Sie gegebenenfalls tun würden, wenn Sie andere Schmerzen als den Spannungskopfschmerz bewältigen würden. Stellen Sie sich zum Beispiel vor, Sie würden sich mit einem Hammer auf Ihren Finger schlagen. Auch hier werden Sie versuchen, auf eine bestimmte Art und Weise den Schmerz zu lindern, etwa indem Sie den Finger unter kaltes Wasser halten oder ähnliches. Da der Spannungskopfschmerz häufig mit Verspannungen der Gesichts- und Kopfmuskulatur einhergeht, versuchen Sie zunächst einmal, folgende Übung durchzuführen:

Übung:
Besorgen Sie sich in der Apotheke Pfefferminzöl, stellen Sie eine Schale kaltes Wasser mit Eiswürfeln und eine Schale warmes Wasser bereit. Wählen Sie einen bequemen Sessel mit hoher Kopflehne aus und setzen Sie sich bequem in diesen Sessel hinein. Lassen Sie sich von Ihrem Partner oder Ihrer Partnerin nun vorlesen:

»Laß dich jetzt auf deinen Schmerz ein. Versuch innerlich nachzuempfinden, wo du den Kopfschmerz spürst. Vielleicht spürst du ein Band um den Kopf, das den Kopf zusammendrückt. Versuch zunächst innerlich, den Kopfschmerz zu beschreiben. Stell dir vor, daß das Band um deinen Kopf herum, das den Schmerz verursacht, immer stärker und stärker zusammengezogen wird und der Kopfschmerz sich dadurch verstärkt. Der Schmerz in deiner Stirn, in deinem Hinterkopf, das

Drücken im Kopf werden stärker und stärker. (Pause und etwa 30 Sekunden wirken lassen). *Ich werde jetzt deine Stirn mit Pfefferminzöl einreiben und dich massieren.*

Du hast das Gefühl, diesen Schmerz lösen zu wollen, dich von dem Schmerz befreien zu wollen. Stell dir jetzt bildlich vor, daß aus dem Helm, den du derzeit auf dem Kopf trägst und der den Kopfschmerz verstärkt hat, nach und nach eine Bademütze wird. Auch diese ist noch sehr stramm um deinen Kopf gelegt, und du merkst, wie die Bademütze sich mehr und mehr weitet. Die Bademütze wird jetzt immer weiter und weiter, es entsteht ein kühlendes Gefühl an den Schmerzen in der Stirn und an den Schläfen. (Pause und etwa 30 Sekunden wirken lassen).

Atme tief durch die Nase ein, zieh deine Stirn hoch (Stirn runzeln und etwa fünf Sekunden halten) *und laß die Stirn jetzt langsam wieder nach unten fallen. Atme dabei durch den Mund langsam wieder aus* (zehn Sekunden lang).

Versuche dich mehr und mehr diesem kühlenden Körpergefühl im Stirnbereich hinzugeben, und stell dir vor, wie die Bademütze immer weiter und weiter wird ... (15 Sekunden lang).

... Ich ziehe dir die Bademütze jetzt langsam und vorsichtig von deinem Kopf ... (10 Sekunden)

Der drückende Schmerz vermindert sich mehr und mehr. Du hast das Gefühl, daß sich das Band löst, als ob man eine Schlaufe aufmacht, das Gefühl wird immer deutlicher. Laß dir Zeit mit diesem Gefühl des Auflösens der Schmerzen, ebenso mit dem Aufknüpfen des Bandes und dem Ablegen der Bademütze (etwa 30 Sekunden bis 1 Minute).

Du fühlst dich zunehmend ruhiger und entspannter.«

Diese Übung ist ein Beispiel für die Möglichkeiten, den Schmerz durch Imaginations- bzw. Vorstellungsübungen zu beeinflussen. Beim Spannungskopfschmerz soll dabei besonders auf das

Lösen von Spannungen Wert gelegt werden. Neben der akuten Schmerzbewältigung beim Spannungskopfschmerz steht insbesondere die vorbeugende Behandlung mit Hilfe von Entspannungstechniken im Vordergrund. Diese werden wir Ihnen später erläutern.

Ablauf des Trainings bei Spannungskopfschmerzen

1. Sprechen Sie laut ihre Gedanken und Empfindungen hinsichtlich Ihres Schmerzes aus (etwa zwei bis drei Minuten).
2. Unterbrechen Sie Ihre Schmerzwahrnehmung mit einem lauten *Stop* (Gedankenstop); reden Sie sich gut zu, daß Sie jetzt den Schmerz aktiv bewältigen wollen.
3. Massieren Sie mit den Fingern die Schmerzpunkte (Stirn oder andere Stellen des Kopfes).
4. Atmen Sie tief durch die Nase ein, ziehen Sie Ihre Stirn hoch (Stirn runzeln, etwa fünf Sekunden halten) und lassen Sie die Stirn langsam wieder nach unten fallen. Atmen Sie dabei durch den Mund aus.
5. Wiederholen Sie die letzte Übung.
6. Nehmen Sie jetzt Ihr Medikament ein.
7. Stellen Sie sich analog zum Schmerz eine tobende, stürmische See vor.
8. Nehmen Sie jetzt Eis oder Pfefferminzöl zur Kühlung der Schläfen und der Stirn.
9. Verbinden Sie mit der Schmerzlinderung oder -befreiung bildlich eine sich beruhigende See (z. B. Ebbe) und angenehme Bilder (z. B. Sonne).
10. Belohnen Sie sich verbal und durch andere Dinge. Sie haben es geschafft!

(Sie sollten die Übung später mit geschlossenen Augen durchführen.)

Merke:

Sie können Ihre Kopfschmerzen selbst aktiv lindern, indem Sie Ihre eigenen Ressourcen zur Schmerzbewältigung aktivieren und die beschriebenen Vorstellungsübungen durchführen. Mögliche Schmerzbewältigungsstrategien sind:

- Anwendung von Kühle und Wärme
- Ablenkung (gedanklich oder durch körperliche Aktivität)
- Vorstellungübungen (siehe oben)
- Pfefferminzöl (für Kühlung)

Der siebte Schritt:

Kopfschmerzauslöser
»entschärfen«

»Ich habe heute in einer Zeitschrift gelesen, daß man bei Migräne eine bestimmte Diät einhalten sollte. Ich selbst achte schon sehr genau darauf, daß ich weder Schokolade noch Käse zu mir nehme, aber so ganz kann ich das nicht verhindern. Manchmal habe ich regelrecht einen Heißhunger auf solche Nahrungsmittel.«
(Frau E., 21 Jahre, Studentin)

»Ich habe heute in einer Fernsehsendung gesehen, daß der Spannungskopfschmerz offensichtlich im wesentlichen streßbedingt sei. Das stimmt, ich habe in letzter Zeit sehr viele Prüfungen gehabt und dabei fast täglich unter Kopfschmerzen gelitten. Es ist für mich eigentlich erstaunlich, daß ich die Prüfungen so gut bestanden habe.«
(Herr N., 25 Jahre, Student)

Legen Sie sich ein neues Migräneimage zu

Migräne, so haben wir gesehen, ist eine Reaktion des Körpers auf eine überstarke Erregung des Gehirns durch unterschiedliche Reizbedingungen. Migräniker sind häufig schnell, äußerst

sensitiv und dadurch auch wachsam. Ein »Migränegehirn« ist
also auch etwas Positives. Migräniker hören, sehen und riechen
alles ein wenig schneller und intensiver als Nichtmigräniker.
Darauf können Sie stolz sein.

Berichtigen Sie falsche Vorstellungen von Migräne. Weisen
Sie andere darauf hin, daß die Migräne eine angeborene Hirn-
stammerkrankung ist. Des weiteren schildern Sie Ihrer Familie
und Freunden das Problem der Hypersensibilität gegenüber
internen und externen Reizen. Ganz wichtig ist der Hinweis,
daß die Migräneattacke eine Folge eines vorausgehenden Pro-
zesses ist und sie als schmerzhafte Erholung des Gehirns notwendig ist.

Migränepatienten erleben ihre Erkrankung meist sehr negativ. Neben den wiederkehrenden Schmerzen sind insbesondere
die Einschränkungen im Alltag, die Ausfallzeiten und die Angst,
durch die Migräneanfälle von anderen Menschen nicht akzep-
tiert zu werden, die im Vordergrund stehenden Gedanken, die
die Migräne als lästige Geißel erleben läßt. Die manchmal durch
die Migräne ausgelöste Euphorie, Kreativität und Aktivität,
stehen dabei meist im Hintergrund. Lassen Sie die Migräne po-
sitiv erscheinen. Arbeiten Sie an der Änderung des Images von
Migränepatienten, indem Sie deutlich machen, daß die Hypersensibilität auch positive Aspekte hat, zum Beispiel daß Sie
schnell auf soziale Gegebenheiten, aber auch auf andere äußere
Bedingungen reagieren können. Migränepatienten sind häufig
sehr kreativ, ausgesprochen fleißig und im sozialen und beruflichen Feld Führungspersönlichkeiten. Sätze wie: »Als Unternehmer würde ich nur Migräniker(innen) einstellen.« oder:
»Seien Sie stolz darauf, Migräniker(in) zu sein.« oder: »Migrä-
niker(innen) haben die Welt verändert.« sowie: »Migräne
kann bewältigt werden.« sollten als Beispiele gelten.

Erkennen Sie die Kopfschmerzauslöser

Wir haben oben darauf hingewiesen, daß manche Migränepatienten wenige Tage vor einer Attacke eine Veränderung
ihrer Stimmungslage (z. B. Euphorie) oder Heißhungergefühle
(nach Süßem) verspüren. Manche Kopfschmerzexperten bezeichnen Reize oder Situationen, die vor der Migräneattacke
häufig beobachtet werden, als Trigger- oder Auslöserfaktoren.
Sie sind für den Patienten quasi ein Signal dafür, daß bald ein
Anfall erfolgen könnte. Besonders häufig wird dabei auch
Streß als potenter Auslöser genannt. Bei der Migräne haben –
wie wir oben gesehen haben – diese »Triggerfaktoren« eine besondere Bedeutung: Sie können als Stimulantien (Erreger) verstanden werden, durch die der Anfall als Schutzreaktion des
Gehirns eingeleitet wird.

Wichtig:
Migräneanfälle treten häufig *nach* einer Streßsituation (z. B. am Wo-
chenende) auf, während Spannungskopfschmerzen meist *während* einer
Streßsituation auftreten.

Oftmals wird von ärztlicher Seite vorgeschlagen, auf diese
Auslöser zu achten und sie zu vermeiden. Es ist jedoch leider
meist nicht möglich, alle äußeren und inneren Reize, die zu
Kopfschmerzen führen können, zu vermeiden. Denken Sie
etwa an Lärm oder auch an extreme Lichtverhältnisse. Alles,
auf das Sie bisher verzichtet haben, weil Sie Angst hatten,
einen Migräneanfall zu bekommen, sollten Sie in Zukunft
nicht grundsätzlich entbehren. Unmittelbar *nach* einem Anfall
können Sie Käse, Schokolade und Alkohol (Rotwein besser
nicht) versuchen. Es ist also unsinnig, *auf alles zu jeder Zeit* zu
verzichten. Genießen Sie weiterhin hier und da ein Stück Käse

---

Im folgenden können Sie für sich selbst die von befragten Migräne- und Spannungskopfschmerzpatienten am häufigsten genannten Auslöserfaktoren bewerten. Kreuzen Sie die Auslöser (Stimulantien) an, die Sie schon einmal beobachtet haben:

Auslöser/Stimulantien	**Auslöser/Stimulantien**
☐ Helles Licht	☐ Lärm
☐ Bestimmte Gerüche	☐ Grüblerische Gedanken
☐ Wenig Schlaf	☐ Wochenende
☐ Alkohol	☐ Verrauchte Räume
☐ Hektik, Streß	☐ Ärger, Wut
☐ Innerliche Unruhe	☐ Sauna
☐ Käse	☐ Schokolade
☐ Südfrüchte	☐ Chinesisches Essen
☐ Wetterumschwung	(Glutamat)
☐ Andere:	

---

oder ein Stück Schokolade. Nur dann, wenn Sie Heißhunger auf Schokolade oder Käse verspüren, sollten Sie wissen, daß ein möglicher Migräneanfall kurz bevorstehen könnte. Versuchen Sie dann, den Heißhunger zum Beispiel durch Trinken von Wasser zu umgehen. Damit können Sie die Stärke des Anfalls lindern, den Anfall jedoch voraussichtlich nicht verhindern. Wir haben bereits ausgeführt, daß ein Migräneanfall quasi eine Gegenregulation, eine Art Erholung des Gehirns darstellt.

Die nachfolgende Abschrift eines Gespräches zwischen einem Arzt und einem Migränepatienten soll Ihnen diesen Zusammenhang nochmals erläutern:

Therapeut: *»Ein Ziel unserer Therapie ist es, gemeinsam alle möglichen äußeren und inneren Reize zu identifizieren und sie zu entschärfen.«*
Patientin: *»Soll ich denn alle diese Dinge vermeiden?«*

Therapeut: »*Leider ist es nicht möglich, alle äußeren und inneren Reize zu vermeiden. Denken Sie etwa an den Lärm oder auch an starke Lichtverhältnisse. Vielmehr ist es wichtig, daß Sie lernen, sich zunehmend mit diesen Reizen zu beschäftigen und deren körperliche Wirkungen in einem spezifischen Training abzuschwächen. Wir nennen dies Reiz- oder auch Streßbewältigungstraining.*«

Patientin: »*Wenn ich das richtig verstehe, kann ich also doch weiterhin Süßigkeiten zu mir nehmen. Das ist für mich jedoch ein Widerspruch. Ich werde wohl sicherlich auch nie Alkohol zu mir nehmen können. Wie Sie wissen, meide ich auch Saunabesuche.*«

Therapeut: »*Aus wissenschaftlichen Untersuchungen wissen wir, daß Sie nach einem Migräneanfall von Tag zu Tag eine zunehmende Erregung Ihres Gehirns zeigen, weshalb es insbesondere mehrere Tage vor dem Anfall ungünstig ist, sich migräneauslösenden äußeren und inneren Reizen auszusetzen. Ich denke jedoch, daß Sie versuchen könnten, generell mehrere Tage nach einer abgeschlossenen Migräneattacke einmal das zu tun, was Sie sich in all den Jahren verkniffen haben, zum Beispiel in die Sauna zu gehen, auch mal ein Glas Bier zu trinken oder eine Diskothek zu besuchen. Sie werden feststellen, daß Sie im Anschluß daran keine Migräne haben werden.*«

Patientin: »*Das kann ich kaum glauben.*«

Therapeut: »*Natürlich ist das nicht so einfach, wie ich Ihnen das gesagt habe. Generell sollten Sie schon bestimmte Regeln einhalten. So sollten Sie zum Beispiel einen regelmäßigen Schlaf-Wach-Rhythmus einhalten. Dies bedeutet, daß Sie auch am Wochenende wie während der Woche zum gleichen Zeitpunkt ins Bett gehen und auch wieder aufstehen sollten. Stellen Sie also auch am Sonntag den Wecker. Wir werden auch einmal Ihre Tagesplanung gemeinsam anschauen müs-*

*sen. Sie haben ja bereits in der letzten Stunde erzählt, daß Sie
extrem viele Termine in Ihrem Terminkalender eingetragen
haben, so daß Sie erheblich unter Streß stehen. Auch im letzten Urlaub gab es das typische Desaster, weil Sie bis zum
letzten Tag gehetzt waren und erwartungsgemäß in den ersten Tagen eine Migräneattacke in ungewöhnlicher Schwere
bekamen. Zukünftig sollten Sie hier einen ›Vorurlaub‹ zu
Hause einplanen.«*

Patientin: *»Meinen Sie denn, daß ich auch eine spezielle Diät
durchführen sollte?«*

Therapeut: *»Sie sollten unbedingt beachten, daß nicht einzelne
Nahrungsmittel die Ursache für Ihre Migräne darstellen. Es
ist in der Tat richtig, daß in bestimmten Nahrungsmitteln
Stoffe sind, die eine Erregung Ihres Gehirns verstärken.
Hierzu gehören sicherlich koffeinhaltige Produkte, die auch
in Schokolade enthalten sind. Entscheidend ist, daß Sie sich
auch im Alltag nicht übermäßig solchen Stoffen aussetzen.
Zuviel Kaffee, zuviel Käse, zuviel Schokolade kann ungünstig sein. Eine spezielle Diät ist jedoch nicht erforderlich. Fa-
sten kann ebenfalls ungünstig sein.«*

Patientin: *» Was kann ich denn mit meinen Medikamenten tun?«*

Therapeut: *»Eine richtige und sinnvolle medikamentöse Therapie werden wir noch in der nächsten Sitzung besprechen. Ich
möchte Ihnen hierzu nur sagen, daß Sie auf keinen Fall täglich Schmerzmittel und hierbei besonders keine Mischpräparate einnehmen sollten. Es gibt heute klare Therapieempfeh-
lungen, die für die Migräneattacke und auch zur Vorbeugung
richtig sind. Bitte beachten Sie jedoch, daß Ihr Gehirn nach
einer Phase einer starken Reizstimulation Ruhe braucht. Auch
wenn ich verstehen kann, daß Sie bei der Schwere Ihrer Kopfschmerzen eine Linderung durch ein Medikament erreichen
möchten, sollten Sie trotzdem die Migräne auch als Zeichen
Ihres Gehirns, Ihres Körpers verstehen und sich erholen.«*

Patientin: »*Das fällt mir natürlich sehr schwer, weil ich nicht immer ausfallen möchte.*«

Therapeut: »*Sie haben mir gesagt, daß Sie zu Beginn Ihrer Erkrankung ein- bis dreimal im Jahr eine Migräneattacke gehabt haben, daß Sie heute fast ein bis zwei Anfälle pro Monat haben. Es ist anzunehmen, daß Sie im Laufe Ihres Lebens Ihrem Gehirn immer weniger die Möglichkeit gegeben haben, sich zu erholen. Mit der schnellen Einnahme von Medikamenten haben Sie wieder funktionieren wollen. Auch wenn das verständlich ist, so erklärt sich die zunehmende Häufung Ihrer Attacken damit, daß Sie Ihrem Gehirn nicht die Chance geben, sich richtig zu erholen. Also wichtig ist, daß Sie auch dann, wenn Sie keine Migräneattacke haben, Pausen einlegen. Migränepatienten haben quasi einen Porsche im Kopf, und sie sollen diesen Porsche nicht gegen einen langsamen VW Käfer eintauschen, sondern lernen den Porsche richtig zu bedienen.*«

Patientin: »*Das ist ein schönes Bild.*«

Ein solches Beratungsgespräch sollte durch die folgenden zehn Tips abgerundet werden. Diese zehn Tips sind für Sie Hinweise, wie Sie die Bedingungen, die zur Migräne führen können, verändern können. Die Tips gelten zum Teil auch für Patienten mit Spannungskopfschmerzen.

Zehn Tips zur Migräneentschärfung

1. Runter vom Gas: Es geht auch langsamer!

Zählen Sie zunächst bis zehn, bevor Sie überschnell auf etwas reagieren. Gleichzeitig achten Sie auf Ihr »innerliches Aufdrehen«, etwa als Anzeichen für eine verstärkte Streßsituation. Treten Sie etwas auf die Bremse Ihres *Porsches im Kopf*. Legen Sie mehrmals täglich einen kurzen Boxenstopp ein (zwei bis drei Minuten ruhig atmen).

2. Dabeisein ist alles!
Sie müssen nicht immer die Nummer eins sein, lehnen Sie
sich zurück, und beobachten Sie andere Menschen, die sich
kaputt machen vor Ehrgeiz. Es ist für Sie ungesund, immer
oder zu oft zu denken: »Ich muß immer erfolgreich sein«.
Erfolg mag zwar etwas Wichtiges sein, sollte aber nicht zu
Streß und eben auch nicht zu Migräneanfällen führen.

3. Behalten Sie Ihren Schlaf-Wach-Rhythmus bei!
Halten Sie möglichst einen regelmäßigen Schlaf-Wach-
Rhythmus ein, vor allem auch am Wochenende. Stellen Sie
auch dann Ihren Wecker, wie während der Woche. Sie können liegenbleiben und sich entspannen.

4. Meiden Sie extreme Reize und Stimulantien!
Vermutlich wissen Sie selbst am besten, wodurch Ihre
Attacken ausgelöst werden. Meiden Sie besonders dann sol-
che externen Reize, wie zuviel Käse, Schokolade, Alkohol,
Nikotin und Sauna, wenn Sie sich innerlich unruhig fühlen,
Heißhunger, Euphorie oder tatsächlich einen nahenden Migrä-
neanfall verspüren. **Achtung: Unmittelbar nach einer Attacke
ist alles erlaubt.**

5. Treiben Sie gesunden Sport!
Entspannen Sie Ihre Muskulatur immer wieder mal zwischendurch, indem Sie sie abwechselnd an- und entspannen.
Tun Sie es den Katzen gleich: Strecken und recken Sie sich
öfters. Regelmäßiges Jogging, Walking oder Fahrradfahren
ist günstig. Versuchen Sie, für etwa 20 Minuten am Tag eine
Pulsfrequenz von etwa 130 zu erreichen.

6. Bitte Urlaub mit »Vorurlaub«!

Warum soll man sofort am Abend des letzten Arbeitstags mit vielen anderen auf der Autobahn gleichzeitig Richtung Süden rasen – oder im Stau stehen? Gönnen Sie sich einen kleinen »Vorurlaub«, indem Sie in aller Ruhe Ihre Koffer packen, alle notwendigen Vorbereitungen treffen und im Radio den Staumeldungen lauschen. Ihr Kopf wird es Ihnen danken. Migräne entsteht nach ausgeprägtem Streß, dem eine Entspannungsphase, z. B. Schlaf, ein Wochenende oder Urlaub, folgt.

7. Planen Sie Ihren Tagesablauf!

Planen Sie nur Dinge ein, die Sie wirklich an einem Tag schaffen können. Führen Sie möglichst einen Terminkalender und tragen Sie die Termine, die sie erledigen wollen, ein, wobei Sie darauf aufpassen sollten, daß Sie zwischen den einzelnen Terminen mindestens 30 Minuten Pause haben. **Bitte keinen 48-Stunden-Tag!** Überfordern Sie sich nicht. Lassen Sie auch mal manche Dinge liegen, wenn es zuviel wird. Morgen ist auch noch ein Tag.

8. Lernen Sie, auch mal *nein* zu sagen!

Lassen Sie sich nicht zu Dingen, die Sie nicht tun wollen, drängen und überreden. Sprechen Sie dann den Satz aus: »Ich übe gerade, *nein* zu sagen!« Das versteht jeder. Machen Sie sich mehr und mehr das Motto zu eigen: »*Sage nicht ja , wenn du nein sagen möchtest!*«

9. Warum so viele Prinzipien?

»Take it easy.« Manchmal ist dies der bessere Weg. Sonst verbrauchen Sie zu viel Energie. Ohne 100 Prozent geht es auch: Sie können nicht *immer* funktionieren, erfolgreich sein, helfen etc. Und Sie wissen ja: »Nobody ist perfect«!

Lassen Sie sich nicht zu sehr von anderen unter Druck setzen! *Es ist schließlich Ihr Leben, und Sie leben nur einmal!*

10. Seien Sie stolz, Migräniker zu sein!
Erleben Sie Ihren Migränekopfschmerz nicht nur negativ. Sie sind schnell und kreativ. Denken Sie daran: »*Unternehmer würden am liebsten nur Migräniker(innen) einstellen.*« Und dies sicher nicht ohne Grund: Sie sind zuverlässig und hilfsbereit. Seien Sie also stolz auf Ihre Migräne. Sie haben ein sehr empfindliches, aber auch äußerst schnelles und kreatives Gehirn. Damit haben Sie vielen Menschen etwas voraus.

Diese zehn Tips sollten Sie ausschneiden und in Ihrer Küche aufhängen! Fast alle Regeln gelten auch für Spannungskopfschmerzpatienten.

Diät – ja oder nein?

Immer wieder werden wir von Patienten gefragt, ob sie auf bestimmte Nahrungsmittel wie Käse, Schokolade und dergleichen verzichten sollen. Vielleicht gehören auch Sie zu den Patienten, die jedweden Alkohol, Käse, Schokolade, chinesisches Essen u. a. vermeiden. In der Tat können manche Nahrungsmittel dazu führen, daß bestimmte Botenstoffe im Gehirn (z. B. Serotonin) vermehrt produziert werden. Es ist heute wissenschaftlich unumstritten, daß die Ernährung auch beim Schmerz eine Rolle spielt. Eine spezielle Diät ist jedoch für Kopfschmerzpatienten nicht notwendig. Nachfolgend einige Ernährungstips.

Gesunde Ernährung für Kopfschmerzpatienten

- *Grundsätzlich können Sie alles essen, was Sie gut vertragen!*
- Essen Sie genußvoll, lassen Sie sich Zeit beim Essen; verzichten Sie auf »Fastfood«!
- Essen Sie langsam, kauen Sie lange!
- Essen Sie regelmäßig, eher kleine Mahlzeiten und zu festgelegten Zeiten (etwa fünf Mahlzeiten)!
- Essen Sie ausgewogen: wöchentlich zweimal Fisch, höchstens zweimal Fleisch, viel Gemüse und auch Salat!
- Essen Sie nach 19 Uhr nichts mehr und abends keinen Salat!
- Fischöl und Vitamin B 6 sind schmerzlindernd!
- Essen Sie wenig Milchprodukte (Käse, Schokolade)!
- Essen Sie wenig glutamathaltige Nahrung (chinesisches Essen)!
- Nehmen Sie regelmäßig Kohlenhydrate (Kartoffeln, Nudeln) zu sich (besonders abends)!
- Vorsicht: nicht zuviel Koffein!
- Trinken Sie viel Wasser oder ungesüßte Kräutertees (etwa zwei bis drei Liter pro Tag)!

Der achte Schritt

Kopfschmerzen aktiv vorbeugen

*»Ich habe in der letzten Woche an einem bestimmten Streß-
und Reizbewältigungstraining teilgenommen. Dabei habe ich
gelernt, die Bedingungen, die zu meiner Migräne führen können, körpernah zu erleben und zu erkennen und sie durch gezielte Entspannungsübungen zu bewältigen. Ich merke schon
jetzt, daß mich viele dieser Reize nicht mehr so stark berühren
und daß meine Migränehäufigkeit nachgelassen hat.«*
(Herr G., 48 Jahre, Lehrer)

*»Das Entspannungstraining hat mir sehr gutgetan. Ich habe es
regelmäßig jeden Morgen vor dem Frühstück etwa 30 Minuten
durchgeführt. Seit dieser Zeit fühle ich mich insgesamt wohler,
und mein Körper entspannt sich. Meine Spannungskopfschmerzen sind deutlich besser geworden.«*
(Frau N., 42 Jahre, Ärztin)

Wie Sie Kopfschmerzen und Streß
durch Entspannung vorbeugen können

Streß wird häufig als wichtigster auslösender Faktor für die
Migräne und den Spannungskopfschmerz beschrieben. Dabei
treten Migräneanfälle vor allem *nach* Beendigung von Streß-

situationen, Spannungskopfschmerzen dagegen meistens *während* Streßsituationen auf. Streß ist mit körperlichen Empfindungen wie Herzrasen, kalten und feuchten Händen, Spannungsgefühlen in den Muskeln, »Kloßgefühlen« im Hals, Magenbeschwerden etc. verbunden.

Was aber ist Streß? Viele verstehen darunter bestimmte Situationen, wie z. B. Hektik, Zeitnot oder Lärm. Der häufigste Streß ist jedoch der, den wir uns innerlich machen: durch Gedanken und Gefühle wie: »Ich muß immer erfolgreich, immer ehrgeizig, immer pünktlich sein und generell immer funktionieren.« Vielleicht kennen auch Sie solche Gedanken, die Sie kaum mehr loslassen. Und auch diese können zu körperlichen Reaktionen führen. Das Erlernen von Techniken, die die Gedanken, aber auch den Körper beruhigen können, ist daher von besonderer Bedeutung. Viele Patienten heben hervor, daß sie bereits das *Autogene Training* oder auch die *Progressive Muskelrelaxation nach Jacobson (PMR)* – ohne durchgreifenden Erfolg – gelernt hätten. In der Tat werden diese Verfahren in Kurkliniken und in Volkshochschulen angeboten. Die einzelnen Übungen werden zwar gezeigt, die eigentliche Zielsetzung jedoch wird oft nicht deutlich genug gemacht.

Das PMR ist eine Technik, die im Rahmen eines sogenannten Streßbewältigungstrainings (für den Spannungskopfschmerzpatienten) oder bei einem Reizverarbeitungstraining (für den Migränepatienten) zur Anwendung kommt. Mit dieser Technik können Sie lernen, sich in jeder Alltagssituation kurzfristig (in Minutenschnelle) zu entspannen, d. h. Ihren Körper zu beruhigen (z. B. die Pulsfrequenz herabzusetzen). Dies ist vorwiegen mit dem PMR, nicht jedoch mit dem Autogenen Training möglich, so daß bei der Behandlung von Kopfschmerzen das PMR bevorzugt wird. Der eigentliche Clou dieser Methode ist, daß Sie später – nach einer längeren Übungsphase – in einer Streß- oder Belastungssituation und bei körperlicher Anspannung kurzfristig die Entspannung dagegensetzen können. Damit »entschärfen« Sie den Streß, was als Streßbewältigung bezeichnet wird.

Erleben Sie einmal den Streß körpernah

Bevor wir Ihnen das PMR im einzelnen erläutern wollen, möchten wir Ihnen verdeutlichen, daß und wie Streß Ihren Körper beeinflußt. Versuchen Sie zunächst, unseren Anleitungen zu folgen!

Messen Sie jetzt Ihren Puls: ...... Schläge pro Minute
(bitte eintragen).

Schalten Sie jetzt Ihr Radio an; wählen Sie einen Musikkanal mit lauter Musik. Hören Sie ein paar Minuten genau hin.

Messen Sie jetzt erneut Ihren Puls: ...... Schläge pro Minute
(bitte eintragen).

Beschreiben Sie jetzt Ihre Körpergefühle, z. B.: »Meine Hände sind feucht, ich habe Herzrasen etc.« Was haben Sie besonders gespürt? (bitte ankreuzen)

☐ mein Herz   ☐ meinen Kopf   ☐ meinen Magen
☐ meine Muskeln   ☐ meine Hände   ☐ anderes

Lernen Sie, Ihren Körper zu entspannen

Das wirksamste Verfahren zum Erlernen von Entspannung ist, wie gesagt, die Progressive Muskelrelaxation (PMR) nach Jacobson. Grundsätzlich ist es nicht möglich, daß Sie das PMR selbständig (autodidaktisch) lernen. Fragen Sie daher Ihren Arzt, Ihre Krankenkasse oder die Ärzte- und/oder Psychologenkammer nach psychologischen und ärztlichen Verhaltenstherapeuten, die diese Technik anbieten. Ihr Arzt oder Therapeut könnte Ihnen dieses Verfahren wie folgt näherbringen:

Arzt: »*Es gibt verschiedene Möglichkeiten, sich zu entspannen, etwa mental: sich einfach hinzulegen und sich auf Ruhe einzustellen. Besser jedoch ist es, über den Körper selbst Entspannung zu finden, etwa wenn Sie Sport getrieben haben und nach dem anschließenden Duschen das Gefühl haben, daß Ihre Muskulatur ganz weich und angenehm ist.*

Das Jacobson-Muskelentspannungstraining ist auf einen solchen Effekt ausgerichtet. Sie sollen bei diesem Training lernen, systematisch die wichtigsten Muskelgruppen Ihres Körpers anzuspannen und anschließend zu entspannen. Ich werde Ihnen dies später verdeutlichen. Zunächst werden Sie durch meine Instruktionen sukzessiv die verschiedenen Muskeln, beginnend mit der Hand, über die Oberarmmuskeln, die Stirn-, Nacken-, Brust- und Beinmuskeln an- und entspannen und somit durch tägliche Übung einen mit der Zeit automatisierenden Effekt erreichen. Das bedeutet, daß Sie mit zunehmender Übung, nach zwei oder drei Wochen, sich immer besser entspannen können. Im weiteren Verlauf werden dann die einzelnen Muskelgruppen zusammengefaßt, so daß Sie am Ende des Trainings, eigentlich durch eine Kurzentspannung des Körpers den gleichen Effekt in etwa zwei bis fünf Minuten erzielen können, den Sie zuvor durch 40minütiges Üben erreicht haben. Sie sehen hier, was das Ziel dieses Trainings ist, nämlich kurzfristig im Alltag, in allen Lebenssituationen eine Kurzentspannung durchführen zu können und somit Streß, also Streßhormone, abzubauen.

Bitte beachten Sie, daß Entspannung ›loslassen‹ bedeutet –

und nicht Leistung. Es ist nicht möglich, entspannt zu sein und gleichzeitig Leistung bringen zu wollen. Ganz im Gegenteil: Entspannung heißt, sich hingeben und sich die Zeit nehmen, um seinem Körper etwas Gutes zu tun. Am Anfang werden Sie vielleicht etwas Schwierigkeiten haben, aber Sie sollten sich hiervon nicht irritieren lassen, das ist völlig normal. Wenn Sie sich nicht auf Anhieb richtig entspannen können, sollten Sie sich Zeit nehmen und mit mir darüber sprechen. Es gibt sicherlich ein paar Tricks, wie Sie vielleicht doch zu einer guten Entspannung kommen können. Manchmal werden während der Entspannung Gedanken aufkommen, die Sie nicht verdrängen, sondern zulassen sollten. Ähnlich ist es auch mit den Geräuschen, auch Körpergeräuschen, die Sie nicht irritieren sollten, sondern auch hier sollten Sie sagen: ›Ich lasse sie kommen und gehen, etwa wie einen Zug, der von weitem heranbraust und wieder verschwindet.‹ Ich werde Ihnen zunächst an Ihrem Körper die einzelnen Muskelgruppen zeigen. Im Anschluß daran werden wir eine erste Entspannungsübung durchführen, wobei Sie dann die Augen geschlossen halten sollen. Das Entspannungstraining muß täglich einmal geübt werden, um diesen automatisierten (wir sprechen von konditionierten) Effekt zu erzielen, das heißt, daß Sie schneller zur Entspannung finden und diese auch genießen können.«

> **Wichtig:**
> Sie sollten möglichst alle Druckstellen am Körper lösen (enger Gürtel, enge Schuhe, Brille etc). Wichtig ist, daß Sie während des gesamten Trainings die Augen geschlossen halten, um mögliche Schwindelgefühle zu vermeiden. Vor dem Training sollten Sie unbedingt die Pulsfrequenz bestimmen, ebenso nach dem Training, um festzustellen, ob das Training tatsächlich schon zu einem quantifizierbaren Effekt geführt hat.

Wir möchten Sie trotzdem im folgenden mit dieser Methode – im Sinne eines Schnupperkurses – vertraut machen. Das Jacobson-Training beinhaltet das An- und nachfolgende Entspannen folgender Muskeln:

rechte Hand (Unterarm)	linke Hand (Unterarm)
rechter Bizeps (Oberarm)	˙linker Bizeps
Stirn	Gesicht
Nacken	Brust (durch Einatmen)
Oberschenkel	Unterschenkel

Diese Muskeln werden nacheinander an- und entspannt. Zusätzliche Vorstellungsbilder sollen die Entspannungswirkung verstärken. Manche Verhaltenstherapeuten geben ihren Patienten eine Tonbandaufzeichnung des Trainings zum häuslichen Üben mit. Sie sollten, sofern Sie diese Behandlungsmethode lernen möchten, auf jeden Fall etwa vier Wochen lang täglich etwa 35 Minuten zu Hause üben. Beginnen Sie nun wie folgt:

> Messen Sie jetzt Ihren Puls: ...... Schläge pro Minute
> (bitte eintragen).

Bitten Sie jetzt Ihren Partner, eine Freundin oder eine andere Person, Ihnen den nachfolgenden Text sehr ruhig und langsam vorzulesen. Sie können den Text auch selbst auf ein Tonband sprechen und anschließend abhören.

Schließen Sie nun Ihre Augen und öffnen Sie diese erst wieder, wenn Ihr Partner Ihnen das Signal gibt. Der Partner beginnt vorzulesen (bitte Uhr mit Sekundenzeiger bereithalten, unbedingt langsam und ruhig sprechen):

»Bitte schließe jetzt die Augen ... (15 Sekunden warten). Ich werde mit dir jetzt eine Reise durch deinen Körper machen, du wirst dich dabei mehr und mehr entspannen ... (20 Sekunden warten). Die Ruhe ergreift deinen Körper, du fühlst dich ganz ruhig und entspannt. Dein ganzer Körper ist ruhig und gelöst ... beginn jetzt mit der Reise durch deinen Körper, die bei *den Händen anfängt, dann deinen Kopf, dein Gesicht, deine Schultern, deine Brust, deinen Oberkörper und schließlich deine Beine erfassen wird* ... (15 Sekunden).

Beginn nun damit, daß du mit der rechten Hand (für Rechtshänder, linke Hand für Linkshänder) *eine Faust machst; halt ein wenig* (5 Sekunden halten) ... *Du spürst die Anspannung in deiner Faust, die den Unterarm ergreift, halt noch ein wenig, und lös langsam die Hand, die ganz locker auf deinem Oberschenkel oder auf der Lehne liegt. Beim Öffnen der Hand spürst du, wie die Hand immer wärmer wird, es kribbelt ein wenig, und du spürst die zunehmende Durchblutung in deinem Arm und in deiner Hand* ... (15 Sekunden).

Der rechte Arm ist ganz schwer ... (15 Sekunden).

Genieß die Entspannung, dein ganzer Körper wird ruhig und entspannt ...

Spann jetzt die linke Hand an, indem du eine Faust machst, halt sie ein wenig, und öffne die Hand langsam wieder, die ebenfalls wieder ganz locker aufliegt. Genieße den Übergang zwischen Anspannung und Entspannung ... (15 Sekunden). *Dein ganzer Körper wird ruhig und entspannt. Du spürst die Wärme in deinem Arm und in den Händen* ... *Dein linker Arm wird ganz warm und schwer* ... (15 Sekunden).

Spann jetzt den rechten Arm an, indem du ihn anwinkelst, so als ob du zeigen wolltest, daß du kräftige Muskeln im Bizeps hast. Halt ein wenig die Spannung im Bizeps, laß ganz langsam den Arm wieder nach unten fallen (nach 5 Sekunden).

Dein Arm wird ganz schwer und warm ... (15 Sekunden).

Spann den linken Bizeps an, indem du wieder den Arm anwinkelst, halt ihn ein wenig (5 Sekunden) *und entspann ihn, locker den Arm wieder, und laß ihn ganz locker auf deinem Oberschenkel liegen* ... (15 Sekunden).

Du hast das Gefühl, daß beide Arme ganz schwer geworden sind, daß du kaum in der Lage bist, die Arme zu bewegen. Du wirst zunehmend müde; stell dir vor, daß du im Hintergrund das Zwitschern von Vögeln hörst, das deine Entspannung beflügelt. Auch riechst du den Duft der Blüten, der Bäume und fühlst dich mehr und mehr ruhig und entspannt.

Am liebsten möchtest du die Arme liegenlassen, aber du sollst jetzt versuchen, beide Arme hochzuheben und in Augenhöhe auszustrecken (Arme hochheben lassen; Gesamtdauer der Übung etwa 3–5 Minuten).

Du spürst jetzt, wie deine Arme immer schwerer und schwerer werden und dein Bedürfnis zunimmt, am liebsten die Arme fallen zu lassen; widersetz dich jedoch diesem Gefühl; halt die Arme weiter gleich hoch ...

Stelle dir jetzt vor, daß ich dir einen roten Plastikeimer mit einem metallenen Henkel in deine rechte Hand gebe. Dieser rote Plastikeimer hängt nun an deiner rechten Hand, diese Hand wird schwer und zieht nach unten; du kannst kaum etwas dagegen tun, mußt dagegenhalten, damit die Hand nicht runterfällt. Stell dir dies möglichst bildlich vor. Der rote Eimer, der an deinem rechten Arm hängt ...

Dein Arm schaukelt; stell dir jetzt vor, daß ich dir einen gelben Plastikeimer auf die gleiche Art und Weise in die linke Hand gebe. Auch der linke Arm fängt an zu schaukeln, halt ihn hoch. Beide Arme werden immer schwerer, und du kannst sie kaum mehr halten.

Nun gieße ich mit einer Wasserflasche in den rechten und in den linken Eimer Wasser hinein, und du merkst, wie der Arm immer mehr nach unten zieht. Es ist kaum noch zu ertragen (noch etwa 10 bis 15 Sekunden aushalten lassen).

Laß jetzt einfach deine Arme fallen, und achte darauf, wie sich deine Arme anfühlen; ganz leicht, aber vielleicht trotzdem schwer. Es ist ein Gefühl, als ob du in einem Salzsee die Arme oben schwimmen lassen würdest oder als ob sie auf einer Wolke dahintrieben. Beide Arme sind ganz schwer und leicht zugleich; vielleicht hast du das Gefühl, als ob die Arme nicht zu dir gehören. Dieses Gefühl der Arme ergreift deinen übrigen Körper. Er wird schwerer und schwerer, du wirst müder und müder, aber du merkst, daß du dich immer wohliger und wärmer fühlst. (15 Sekunden).

Wir gehen jetzt weiter mit der Reise durch deinen Körper. Versuch jetzt, eine kühle Stirn und somit einen kühlen Kopf zu bekommen ...

Spann die Stirnmuskulatur an, indem du die Augenbrauen nach oben ziehst und spürst, wie sich die Stirn deutlich anspannt. Halt ein wenig, (5 Sekunden) *und laß sie langsam wieder herunterfallen. Die Augen werden dabei schwer, und du hast das Gefühl, daß die Augenlider müder und müder werden. Die Stirn wird eine kühle glatte Fläche, und Druckpunkte verteilen sich rechts und links* (15 Sekunden).

Genieß die Entspannung, laß dich voll auf sie ein, du bist ein bißchen müde dabei, aber wichtig ist, daß du dich ruhig und entspannt fühlst. Es ist dein Körper, den du langsam runtergefahren hast. Genieß den »Boxenstopp«, fühl dich ganz ruhig und wohl ... (etwa 1 Minute zur Entspannung lassen).

Dein ganzer Körper ist ruhig und entspannt; später wirst du ganz frisch und entspannt sein und dich wohl fühlen. Dein ganzer Körper ist ruhig und entspannt. Du fühlst dich ganz ruhig und wohl ...

Ich werde dich langsam wieder aus deiner Entspannung erwecken, indem ich bis drei zählen werde. Bei eins sollst du die Beine bewegen, bei zwei die Arme strecken und recken, und bei drei öffnest du langsam die Augen und bleibst ruhig sitzen ...

Eins (reck deine Beine), zwei (streck und reck dich) ... drei (öffne jetzt die Augen, und bleib ganz ruhig sitzen). Ende.

Messen Sie jetzt wieder Ihren Puls: ...... Schläge pro Minute
(bitte eintragen).

Normalerweise wird der Puls durch die Entspannungsübung bis zu 15 Schlägen pro Minute abgesenkt. Warten Sie jetzt noch ein wenig (etwa 5 Minuten).

Das Ziel des Entspannungstrainings ist es, daß Sie sich möglichst schnell, am besten sofort, in allen streßbeladenen Alltagssituationen entspannen können. In der verhaltenstherapeutischen Behandlung lernen Sie im Laufe von etwa drei bis vier Wochen, die An- und Entspannung der genannten Muskelgruppen mehr und mehr zu straffen, so daß am Ende nur noch eine Gesamtkörperanspannung und -entspannung erfolgt. Sie können diesen Entspannungseffekt einmal versuchen:

Übung:
Stellen Sie sich hinter einen Stuhl, und stützen Sie sich auf ihn. Drücken Sie Ihre Hände fest auf die Lehne. Drücken Sie gleichzeitig Ihre Knie nach hinten durch, und atmen Sie tief durch die Nase ein. Halten Sie dieses Gefühl ein wenig (etwa 10 Sekunden), *und lösen Sie jetzt ganz langsam die Anspannung. Atmen Sie dabei langsam wieder durch den geöffneten Mund aus.*

Zu Hause sollte die Entspannung im Sitzen (bequemer Sessel) einmal am Tag geübt werden. In den ersten Wochen des Trainings ist es sinnvoll, daß Sie die Zeitpunkte und die Dauer sowie die Schwierigkeiten der Entspannungsübungen protokollieren und Ihren Therapeuten darüber informieren.

Merke:
Nur durch tägliches Üben (mindestens vier Wochen) zu Hause baut sich eine automatisierte Entspannungswirkung auf. So lernen Sie, sich in allen Alltagssituationen schnell entspannen zu können. Wenn Sie diese Techniken lernen möchten, nehmen Sie am besten gleich Kontakt mit einem ärztlichen oder psychologischen Verhaltenstherapeuten (siehe Adressen im Anhang) auf.

Das besondere Training: Biofeedbacktherapie

Immer wieder wird gerade im Zusammenhang mit der Migränebehandlung über das Biofeedbacktraining berichtet. Biofeedback bedeutet *Lebensrückmeldung*. Es wird davon ausgegangen, daß wir Menschen normalerweise keinen direkten, willentlichen Einfluß auf unsere unwillkürliche Muskelspannung, die Hirngefäße oder das Gehirn (Hirnströme) haben. Durch die Biofeedbacktherapie können Sie jedoch eine willentliche Steuerung bestimmter Körperbereiche erlernen. Es wäre doch durchaus wünschenswert, wenn wir zum Beispiel lernen könnten, auch ohne Medikamente die Entzündung der Gefäße bei der Migräne zu beeinflussen. Oder aber, wenn es möglich wäre, die hohe Muskelspannung beim Spannungskopfschmerz aktiv und in jeder Situation abzusenken.

Wie funktioniert nun diese Behandlungstechnik, für wen ist sie geeignet, und wo können Sie dieses Verfahren lernen?

In Zeitungen wurde gelegentlich das sogenannte *Gefäßtraining* als Biofeedbackverfahren beschrieben. Hierbei wird für Migränepatienten mit Hilfe eines Computers auf einem Bildschirm die Weite der äußeren Hirngefäße (z. B. Schläfenarterie) sichtbar gemacht. Eine Elektrode wird auf die Schläfenarterie geklebt, mit der die Gefäßweite gemessen werden kann. Auf dem TV-Bild sieht der Patient zum Beispiel einen Fluß, auf dem sich ein Boot je nach Gefäßweite bewegt: Es wird schneller, wenn die Gefäße verengt sind, und langsamer im umgekehrten Fall. Die Patienten werden gebeten, irgendwie zu versuchen, das Boot zu beschleunigen und damit ihre Gefäße eng zu stellen. Sie sollen später in einem Migräneanfall das gleiche tun und somit den Anfall lindern. Das Gefäßtraining ist bei manchen Patienten recht hilfreich gewesen. Allerdings gibt es nur sehr wenige Praxen und Kliniken in Deutschland, in denen dieses Verfahren angewendet wird.

Besonders für Spannungskopfschmerzpatienten und generell Patienten mit hohen Muskelspannungen hat sich das sogenannte *EMG-Biofeedbacktraining* (EMG für Elektromyographie; Gerät zur Messung der Muskelspannung) als besonders geeignet erwiesen. Auch hier erhalten die Patienten eine Rückmeldung über den Zustand eines Körpersystems, nämlich den Muskeltonus, d. h. die Spannung eines Muskels. Bei vielen Kopf- und auch Gesichtsschmerzpatienten lassen sich insbesondere unter Streß erhebliche Verspannungen der Muskulatur nachweisen (messen). Diese hohe Spannung wird mit Hilfe eines EMG-Gerätes, eines Computers und eines Bildschirmes sichtbar gemacht.

Der Patient soll nun in etwa 10–20 Sitzungen lernen, systematisch das Computerbild (z. B. einen Balken) so zu beeinflussen, daß die Muskelspannung abnimmt und unter seine Kontrolle kommt. Damit soll analog zu dem PMR eine zunehmend schnellere Entspannung schmerzauslösender Muskelspannungen erreicht werden. Sie werden sich nun fragen, ob man dies tatsächlich lernen kann, und ob Sie ein solches Gerät immer mit sich herumschleppen müssen? Fast 70 Prozent aller Patienten lernen die willentliche Steuerung der Muskelaktivität durch Biofeedback recht schnell – natürlich auch ohne Gerät. Dazu wird während des Trainings das Gerät immer wieder einmal ausgeschaltet, um zu überprüfen, ob der Patient die Muskelentspannung bereits ohne das technische Hilfsmittel erreichen kann.

Grundsätzlich ist die Biofeedbackmethode uneingeschränkt bei Patienten mit dauerhaften Verspannungen der Gesichts- und Kopfmuskulatur geeignet. Über Nebenwirkungen ist nichts bekannt.

Merke:
Das EMG-Biofeedbacktraining ist in Kombination mit dem PMR und dem Streßbewältigungstraining das wirksamste Behandlungsverfahren beim chronischen Spannungskopfschmerz. Erkundigen Sie sich bei niedergelassenen Verhaltenstherapeuten oder in Schmerzambulanzen nach diesem Verfahren.

Der neunte Schritt:

Kopfschmerzen »verlernen«

»Besonders unter Streß habe ich häufig Kopfschmerzen. Ich kann aber nichts dagegen machen, denn ich bin beruflich einfach so stark eingespannt.«
(Herr M., 43 Jahre, Ingenieur)

»Es ist schon verrückt mit mir – manchmal kommt es mir so vor, als ob ich alles um mich herum mitbekomme, sei es, daß ich alles höre oder auch extrem geruchsempfindlich bin. Meine Mutter war auch so, da kann man wohl nichts machen.«
(Frau G., 35 Jahre, Journalistin)

Streß wird häufig als wichtigster auslösender Faktor für die Migräne beschrieben. Dabei treten Migräneattacken, wie beschrieben, nach Beendigung von Streß, und nicht während der akuten Belastung auf. Im Gegensatz dazu tritt der Spannungskopfschmerz unmittelbar während extremen physischen und psychischen Belastungen auf. Ein Streßbewältigungstraining ist daher insbesondere für Spannungskopfschmerzpatienten geeignet.

In den letzten Jahren hat sich aufgrund neuropsychobiologischer Untersuchungen die Bedeutung von Streß gewandelt. Im Hinblick auf die Reizverarbeitungsstörungen wird bei der Migräne heute angenommen, daß die häufig zu beobachtenden

Selbstüberforderungen von Migränepatienten auch im Sinne einer Selbststimulation zu werten ist. Dies bedeutet, daß die Patienten gelernt haben, durch Hyperaktivität das vermutlich bestehende Defizit an neuronalen Energiereserven auszugleichen. Somit wird bei der Migräne nicht wie etwa beim Spannungskopfschmerz, eine sogenannte Distreßerkrankung, sondern eine Eustreßerkrankung angenommen: In der akuten Belastungssituation reagiert der Mensch mit einer Ausschüttung von Streßhormonen, die im weiteren Verlauf langsam wieder abgebaut werden. Wiederholter Streß oder Dauerstreß führen mit der Zeit zur allmählichen Erschöpfung, die sich psychisch als Erschöpfungsdepression und körperlich zu einer Verminderung der generellen Abwehrkräfte des Körpers bemerkbar macht. Für die Migräne ist hier von besonderer Bedeutung, daß langandauernde Belastungsfaktoren durch Reizüberstimulation zu einer erzwungenen Erholungsphase führen müssen, die in einem Migräneanfall mündet. Es ist sehr wichtig, daß Sie im Alltag gezielt körpernahe Enspannungstechniken anwenden, um einerseits Belastungsfaktoren zu minimieren, andererseits auch spezifische Streßfaktoren zu vermeiden oder besser zu bewältigen. Im folgenden möchten wir Ihnen das *Streßbewältigungstraining* und das *Reizverarbeitungstraining* vorstellen.

Die Einführung in das Streßbewältigungsverfahren könnte durch einen Therapeuten wie folgt geschehen:

Therapeut: »*Wir haben ja bereits besprochen, daß der Migräneanfall letztlich als Folge einer von Tag zu Tag stärker wirkenden Reizstimulation – quasi als Erholung des Gehirns – auftritt. Viele Reize (wie helles Licht, Lärm, Gerüche aber auch Gedanken und Gefühle) führen dazu, daß Sie sich immer mehr aufdrehen – Ihren Porsche immer schneller fahren – und damit auch immer mehr Noradrenalin (Streßhormone) produzieren. Es ist in der heutigen Zeit kaum noch möglich, sich so abzuschotten, daß diese Reize (die übrigens bei Menschen, die nicht unter Migräne leiden, nicht so stark wirken) keine Bedeutung für Sie erlangen. Das heißt, daß Sie vielmehr lernen sollten, ähnlich wie bei Nicht-Migränepatienten, diese Reize zu bewältigen, indem Sie ein dickeres Fell bekommen. Dazu führen wir heute das Streßbewältigungs- und Reizverarbeitungstraining ein. Zunächst werden Sie sich kurz entspannen. Dann werden Sie sich bestimmten Reizen aussetzen und dabei Ihren Körper beachten. Sobald Sie eine Erregung verspüren, versuchen Sie, sich zu entspannen. Schließlich werden wir die Reizintensität steigern und auch andere, stärkere Reize mit einbeziehen. Zu Hause sollen Sie dann stressige Situationen identifizieren und Entspannung dagegensetzen können.«*

Einführung in die Streßbewältigung

Zunächst sollten Sie auf externe Streßfaktoren achten. Mit **extern** sind alle Reize gemeint, die die Streßhormone Noradrenalin und Serotonin aktivieren können. Dies können akustische und visuelle, aber auch taktile Reize sein. Ein klingelndes Telefon etwa oder grelles Licht haben für Migränepatienten eine andere Bedeutung als für gesunde Personen. Interne Reize sind vorwiegend auf Gedanken bezogen, wie z. B.: »Hoffentlich habe ich am nächsten Samstag keine Migräne.« oder »Ich muß unbedingt dieses und jenes noch erledigen.« Häufig sind diese internen Stressoren und Belastungen verknüpft mit sogenannten irrationalen Einstellungen, d. h. Einstellungen wie »Ich muß immer erfolgreich, immer ehrgeizig, immer pünktlich, etc. sein.« Belastungsfaktoren bei Migränepatienten sind häufig auch mangelhaftes Umgehen mit Ärger und Aggression, Schwierigkeiten mit Nähe und Distanz (z. B. das Vermeiden, Bus zu fahren oder Fahrstühle zu betreten), nicht »nein«, sagen können, sich schlecht selbst behaupten können und Angst vor Zurückweisung durch andere sowie Furcht vor Mißerfolg. Im Training zur Streßbewältigung- oder Reizverarbeitung sollen Sie lernen, diese externen und internen Belastungssituationen zu identifizieren und sie mit körperlichen Prozessen (Erregung) in Verbindung zu setzen. Ihr Körper soll quasi einen *Seismographeneffekt* erhalten, der Sie an die Belastungssituation erinnert. Des weiteren sollen Sie dann über den Körper, d. h. über spezifische körperorientierte Entspannungstechniken, eine Verminderung der Erregung erreichen. Die letzte Stufe des Streß- und Reizverarbeitungstrainings ist mit dem Prinzip der Gegenkonditionierung verknüpft, was bedeutet, daß *Streß entspannt bewältigt wird*. Das Training ist daher in zwei Schritte unterteilt:

1. Streßinduktion und Körperwahrnehmung
2. Entspannungstraining und Streßbewältigung

1. Trainieren Sie Ihre Körperwahrnehmung: Streßinduktion

Setzen Sie sich verschiedenen Reizen aus, wie andauerndes (aggressives) Telefonklingeln oder ein sehr aufregender Videofilm. Achten Sie auf Ihren Körper und notieren Sie anschließend, was Sie in Ihrem Körper spüren (z. B. Herzklopfen, Kopfdruck etc.). Versuchen Sie jetzt, Ihren Puls zu bestimmen. Dies kann am Handgelenk erfolgen, am Hals oder auch am Schläfenbereich. Um Ihnen zu verdeutlichen, daß Streßfaktoren tatsächlich zu einer körperlichen Erregung führen, die auch quantifizierbar ist, sollten Sie sich jetzt noch einmal mit Streß auseinandersetzen (z. B. Telefonklingeln), wobei vor und unmittelbar nach der Streßinduktion der Puls gemessen wird.

Wie wir gesehen haben, sind Sinnesmodalitäten und Reizsituationen sehr vielfältig. Sogenannte externe Reize sind akustische, visuelle, taktile und geruchsspezifische Reize, die gegebenenfalls zu einer allgemeinen Aktivierung des Gehirns führen können. Anschauliche Beispiele sind etwa:

- Mit einem offenen Cabriolet durch eine Baumallee fahren.
- In das Flackerlicht einer Spiegelkugel in einer Diskothek hineinschauen.
- Ausgeprägter Lärm, z. B. eines Rasenmähers, einer Motorsäge oder eines Düsenjägers.

Beachten Sie bitte, daß Sie nicht nur unangenehme Körperempfindungen, sondern auch positive mit einbeziehen. Die entspannende Wirkung von Sonnenstrahlen, aber auch von entspannender Musik sollte erkundet werden.

Erwerben Sie vielleicht eine CD oder Kassette mit spezifischen Alltagsgeräuschen (z. B. Flugzeuggeräusch, Motorsägegeräusch und dergleichen), und stellen Sie die Geräusche möglichst laut an.

Die nachfolgenden drei Beispiele zeigen Ihnen externe Streß- oder Reizinduktionen, die Sie mit einem/einer Partner/in üben können.

Beispiel 1: Telefon

Lassen Sie sich wie folgt instruieren:

»Schließ jetzt die Augen. Du hörst jetzt gleich das klingelnde Telefon. Vielleicht hast du zwischenzeitlich das Gefühl, daß du das Telefon gern abheben möchtest. Du solltest aber diesem Gefühl widerstehen. Achte ganz genau darauf, wie der Ton des Telefons auf deinen Körper wirkt ... (Telefon läuten lassen, etwa 10 bis 20 mal) ...

Was verspürst du gerade innerlich?
Was denkst du?«

Beispiel 2: Video (z. B. Musikkanal, Horrorfilm)

Wählen Sie einen Ausschnitt aus einem aufregenden Kinofilm (z. B. »Die Vögel« von Hitchcock, »Der weiße Hai« oder einem Horrorfilm) aus, und schauen Sie den Film intensiv an. Achten Sie dabei auf Ihre Körperreaktionen. Verwenden Sie möglichst ein Videogerät mit Fast- und Slowmotioneinstellung. Nehmen Sie vor dem Fernseher Platz, und schalten Sie den Videofilm ohne Ton in Fastmotion (Schnellauf) an, so daß Sie die vorbeirasenden Bilder in sich aufnehmen. Der Filmausschnitt sollte dabei etwa zwei bis drei Minuten dauern. Nach drei Minuten halten Sie das Bild plötzlich an, und betrachten Sie das Standbild. Achten Sie unbedingt auf Ihre Körperempfindung. Für viele Patienten ist das intensive Anschauen eines Fastmotionbildes fast unerträglich. Viele berichten hier über Körperempfindungen wie Herzklopfen und dergleichen und möchten am liebsten wegschauen.

Was spüren Sie in diesem Moment? Beschreiben Sie anschließend ganz konkret Ihre Körperempfindungen.

Beispiel 3: Gedanken

Lassen Sie eine/n Partner/in folgendes vortragen:

»Schließ jetzt die Augen. Versuch dich auf meine Worte und meine Stimme einzulassen, so als ob es deine eigene Stimme, deine eigenen Gedanken wären. Wenn du mich oder dich selbst so reden hörst, sollst du auf deine Empfindungen, deine Gefühle, insbesondere aber auf deine Körperprozesse achten. Ich beginne jetzt:

O Gott, ist das wieder ein fürchterlicher Tag. Ich weiß gar nicht, wie ich das alles schaffen soll. Soeben hat das Telefon geklingelt, meine Mutter hat angerufen. Sie will unbedingt, daß wir sie am Wochenende besuchen, und ich habe überhaupt keine Zeit dazu. Ich schaffe das alles nicht, aber ich sehe sie ja sehr selten und kann ihr das nicht abschlagen.

So habe ich wieder ja gesagt und wollte es eigentlich gar nicht. Ich gebe zu, dabei habe ich gestrahlt und mir noch auf die Lippe gebissen. Ich schaffe es einfach nicht, ihr abzusagen. Ja, das ist ein Problem von mir. Das schaffe ich auch bei anderen nicht. Aber als sie mich anrief und mir so fordernd Ihre Wünsche präsentierte, da war ich hilflos und machtlos. Dabei hatte ich eigentlich vor, morgen um drei Uhr endlich meine schriftlichen Angelegenheiten zu erledigen. Ich weiß gar nicht, wann ich das noch schaffen soll. Ich halte es nicht mehr aus. Ich laufe immer hinter den Terminen her.

Verdammt noch mal, was soll ich nur machen? Und ich merke jetzt, wie mein Kopf schon wieder anfängt zu hämmern. Wenn ich jetzt meine Migräne bekomme und ihr absagen müßte, das wäre fürchterlich. Sie würde meinen, daß ich mich drücken will. Ich muß mich durchbeißen.

O Gott, wenn ich mir vorstelle, Sonntag nachmittags, ich kann vielleicht nichts essen, weil ich Migräne habe, mir ist dann übel, und sie bäckt so viel Kuchen. Sie will mich dann wieder ein bißchen abfüttern, als ob ich nie genug zu essen bekäme.

O je, o je, wenn es nicht anders geht, dann muß ich meinen Mann bitten, daß er bei ihr anruft und absagt. Auch wenn es mir fürchterlich geht. Ich mache das ja nur im Notfall, nur wenn es gar nicht mehr anders geht.

Ich merke, wie ich mich jetzt aufrege, wie ich irgendwie innerlich unter Druck komme, nervös werde, mein Herz schlägt stärker. Es ist ein Dilemma, ich komme aus diesem Prozeß nicht heraus. Es ist wie ein Teufelskreis. Wenn ich nein sage, ist sie beleidigt, und ich fühle mich als schlechte Tochter, und es geht mir nicht gut. Wenn ich ja sage, dann geht es mir auch nicht gut, da ich unter Zeitdruck komme, meine Sachen nicht erledigen kann. Egal, was ich tue, es wird mir immer schlecht gehen ...«

Bitte beachten Sie, was Sie bei diesen Gedanken empfinden. Lassen Sie diese Empfindungen auf sich wirken (ca. eine Minute Zeit lassen) ... Sie spüren die Verzweiflung, die mit Körperprozessen verbunden ist.

2. Entspannung:
Die Progressive Muskelrelaxation nach Jacobson

Führen Sie das Training durch (Seite 130). Diese migränespezifische Entspannung hilft Ihnen, mit der Hypersensitivität und Hyperaktivität umzugehen.

Im folgenden möchten wir Ihnen zudem die besondere Bedeutung der *differentiellen und konditionellen Entspannung* erläutern:

> Unter *differentieller Entspannung* versteht man die Fähigkeit des Patienten, sich in allen Lebenssituationen systematisch zu entspannen (z. B. beim Gehen, Stehen, Diskutieren, Streiten etc.). Die *konditionierte Entspannung* bedeutet, daß der Patient jederzeit in der Lage ist, durch eine Einmal-Entspannung, z. B. durch eine Ganzkörperentspannung, die Entspannungswirkung innerhalb von wenigen Minuten bei sich selbst zu aktivieren.

Zunächst sollten Sie jedoch lernen, Ihren Körper möglichst schnell, also in kurzer Zeit zu entspannen. Man nennt dies Kurzentspannung. Wir möchten Sie im folgenden bitten, sich erneut durch eine/n Partner/in einführen zu lassen:

»Schließ deine Augen. Du hörst eine sanfte Musik, die dich beruhigt. Die Ruhe ergreift deinen Körper, du fühlst dich ganz ruhig und entspannt. Dein ganzer Körper ist ruhig und gelöst ... (etwa 1 Minute).

Winkel nun beide Arme an, mach deine Hände zu Fäusten und spann sie an (5 Sekunden halten) ... *Du spürst die Anspannung in deinen Händen und in deinen Oberarmen. Halt sie ein wenig, und löse langsam die Arme und Hände, die jetzt ganz locker auf deinem Oberschenkel oder auf deinem Bauch liegen. Beim Öffnen der Hand spürst Du die Wärme in deinen Händen, es kribbelt ein wenig ...*

Genieß die Entspannung. Dein ganzer Körper wird ruhig und entspannt ... du hast das Gefühl, daß deine beiden Arme ganz schwer werden und du kaum in der Lage bist, deine Arme zu bewegen. Du wirst müde dabei, im Hintergrund hörst du das Zwitschern der Vögel, das dich in deiner Entspannung beflügelt. Auch riechst du den Duft der Blüten, der Bäume und fühlst dich ganz ruhig und entspannt.

Achte darauf, wie deine Arme ganz leicht, aber trotzdem schwer sind. Es ist ein Gefühl, als ob du in einem Salzsee die Arme oben schwimmen lassen oder auf einer Wolke dahintreiben würdest. Deine beiden Arme sind ganz schwer und leicht zugleich, und du hast das Gefühl, als ob deine Arme nicht zu dir gehören. Dieses Gefühl der Arme greift auch auf dein ganzes übriges Körpergefühl über. Dein Körper wird schwerer und schwerer, du wirst immer müder, und merkst, daß du dich wohlig warm fühlst. (Kleine Pause lassen ...)

Du gehst jetzt weiter auf deiner Reise durch deinen Körper. du versuchst jetzt, eine kühle Stirn und somit einen kühlen Kopf zu bekommen ...

Spann deine Stirnmuskulatur gemeinsam mit deinem Nacken an, indem du die Augenbrauen nach oben ziehst und spürst, wie Deine Stirn sich deutlich anspannt. Dazu ziehst du auch die Schultern hoch, den Kopf quasi in die Schultern hinein und drückst die Schultern leicht nach hinten. Sei vorsichtig, da die Nackenmuskulatur sich oft krampfhaft anspannt und das Schmerzen verursachen kann. Halt die Spannung ein wenig ... und laß jetzt die Schulter langsam wieder nach vorn fallen, sack in dich zusammen und genieße die Entspannung. Laß gleichzeitig die Stirn und die Augen nach unten fallen. Die

Augen werden dabei schwer, und du hast das Gefühl, daß deine Lider immer müder werden. Die Stirn wird eine kühle, glatte Fläche, und Druckpunkte verteilen sich rechts und links (10 Sekunden Zeit lassen) ...

Der Mund öffnet sich leicht, und du spürst den Hauch deines Atems auf deinen Lippen. Atme jetzt gleichmäßig durch die Nase ein und durch den Mund wieder aus ...

... Der ganze Körper ist ruhig und entspannt und gelöst. Druckpunkte an deinem Körper, in deinem Kopf verfliegen mehr und mehr. In weiter Ferne hörst du ein angenehmes Zwitschern von Vögeln, die Autobahn in der Nähe, die Geräusche hier werden mehr und mehr weggedrückt. Laß die Gedanken, die dir kommen, zu, sie gehen auch wieder. Du fühlst dich einfach nur wohl, genieße die Ruhe und Entspannung deines Körpers ...

Spann jetzt die Bronchialmuskulatur an, indem du ganz tief durch die Nase einatmest und alle Luft in dich aufsaugst und anhältst. Dein Brustkorb bläst sich auf, wird immer stärker. Halt sie (5 Sekunden), *und jetzt laß die Luft ganz langsam durch den geöffneten Mund wieder heraus, laß es lange, lange hinziehen, so daß du das Gefühl hast, als ob die Luft aus einem Luftballon langsam entweicht ...*

Atme jetzt wieder gleichmäßig ein und aus. Beim Ausatmen sollst du in den Atem hinein das Wort Ruhe formulieren, etwa wie folgt: ein (Nase einatmen), aus (Mund ausatmen und gleichzeitig das Wort Ruhe denken) ...

Abschließend entspann die Beinmuskulatur. Heb beide Beine leicht an und zieh die Fußspitzen zu dir ... Du spürst die Anspannung in deinen Oberschenkeln, halt sie ein wenig, und laß langsam die Beine wieder auf den Boden gleiten. Deine Beine werden schwerer und schwerer. Du fühlst dich ganz ruhig und entspannt und gelöst ... (Etwa 20 Sekunden Pause lassen) ...

Du genießt diese Entspannung, laß dich voll auf sie ein,

*werde ein bißchen müde dabei, aber wichtig ist, daß du dich
ruhig und entspannt fühlst. Es ist dein Körper, den du langsam
runtergefahren hast. So wie du deinen Porsche heruntergefah-
ren hast, so ist dein Körper immer ruhiger und entspannter geworden.*

Genieße den Boxenstopp, fühl dich ganz ruhig und wohl ...
(etwa eine Minute zur Entspannung lassen) *... Dein ganzer
Körper ist ruhig und entspannt, und du hast, wenn du aus der
Entspannung wach wirst, das Gefühl, ganz frisch und entspannt zu sein und dich wohl zu fühlen. Dein ganzer Körper ist
ruhig und entspannt. Du fühlst dich ganz ruhig und wohl ...*

*Du wirst langsam aus deiner Entspannung wieder heraus-
kommen, indem du bis drei zählst. Bei eins sollst du deine
Beine bewegen, bei zwei die Arme strecken und recken und bei
drei öffnest du langsam die Augen und bleibst ruhig sitzen ...*

*Eins (reck deine Beine), zwei (streck dich und reck dich), drei
(öffne jetzt die Augen und bleibe ganz ruhig sitzen).«*

Nach ein paar Minuten Ruhe sollten Sie die *differentielle Entspannung* üben. Lassen Sie sich wiederum von einem(r) Part-
ner(in) den folgenden Text vorlesen: *»Ich möchte jetzt mit dir
üben, daß du in allen Alltagssituationen Entspannung inner-
halb von wenigen Minuten, ja sogar Sekunden abrufen kannst.
Dies ist deshalb so wichtig, weil du ja in einer Reiz- oder Streßsituation Entspannung einsetzen sollst.*

*Schließ dazu jetzt die Augen. Spann alle Muskelgruppen so
gut es geht gemeinsam an. Winkle deine Arme an, mach Sie zu
Fäusten, spann deine Stirn und deinen Nacken an, atme tief
durch die Nase ein und halt die Luft an. Heb deine Beine hoch,
und zieh die Fußspitzen zu dir ... Halt alles* (etwa 10 Sekunden) *.. atme langsam aus und entspann dich ... bleib eine Minute ruhig sitzen, vertief dich in die Entspannung und genieße
sie ... komm jetzt langsam aus der Entspannung zurück ... eins*

(reck deine Beine), zwei (streck dich und reck dich), drei (öffne jetzt die Augen, und bleib ganz ruhig sitzen).«

Nach dieser Übung wird diese Kurzentspannung mit geöffneten Augen im Stehen (z. B. hinter einem Stuhl) und im Sitzen geübt.

Das Streßbewältigungstraining bezieht spezifische Streßsituationen, wie z. B. das klingelnde Telefon, mit ein. Sie sollten nun versuchen, diese Situationen unter Einleitung einer Kurzentspannung (siehe oben) zu bewältigen.

Reizverarbeitungstraining für Migränepatienten

Als Migränepatient sollen Sie lernen, ungünstige erregende Reize zu erkennen und deren Wirkung mittels Entspannungstechniken abzuschwächen. Diese stimulierenden Reize können nicht nur unangenehm, sondern sogar lustvoll sein (z. B. Schokolade, Heißhunger). Das Ziel des Reizverarbeitungstrainings ist es, Ihre *generelle Reizempfindlichkeit zu senken.*

Überlegen Sie sich einmal eigene Beispiele für die jeweiligen Reizmodalitäten:

● Visuelle Sinnesmodalität
● Akustische Sinnesmodalität
● Taktile Sinnesmodalität
● Geruchsempfindlichkeit
● Geschmacksempfindsamkeit

Verwenden Sie dazu das Reiztagebuch (siehe Seite 68).

Das Reizverarbeitungstraining läuft in drei Schritten ab:

1. Reizerkennung
2. Entspannung
3. Abschwächung

Im folgenden werden wir diese Schritte auch anhand von Übungen verdeutlichen.

1. Reizerkennung

Überlegen Sie sich zunächst einmal, welche äußeren Reize für Sie unangenehm oder angenehm sind. Beziehen Sie ihre Überlegungen im folgenden auf akustische (z. B. lauter Staubsauger, Telefon) und optische (z. B. grelle Lampe, Flackerlicht) Reize sowie auf den Geruch (z. B. Zwiebel, Körpergeruch etc.). Beginnen Sie bitte jetzt mit Ihren Eintragungen:

Welche Reize sind mir unangenehm oder angenehm?

a) akustisch:

unangenehm: _____

angenehm: _____

b) optisch:

unangenehm: _____

angenehm: _____

c) Gerüche:

unangenehm: _____

angenehm: _____

Sie haben für sich jetzt einige unangenehme und angenehme *äußere* Reize identifiziert. Ein klingelndes Telefon oder ein grelles Licht mag für Sie eine ganz andere Bedeutung haben als für Ihren Partner, der nicht unter Kopfschmerzen leidet.

Gerade in sozialen Situationen spielen zusätzlich auch *innere* Reize eine besondere Rolle. Hierbei handelt es sich um Gefühle und Gedanken, wie:»Hoffentlich habe ich am nächsten Samstag keine Migräne.« oder »Ich muß unbedingt dieses und jenes noch erledigen.«

Häufig sind diese inneren Reize verknüpft mit Gedanken darüber, wie *man* (d. h. Sie) sich verhalten soll, damit andere Personen mit *einem* (d. h. mit Ihnen) zufrieden sind. Solche Gedanken können sein:»Ich muß *immer* erfolgreich, *immer* ehrgeizig, *immer* pünktlich etc. sein.« Die Folge dieser Gedanken ist, daß »ich *immer* brav und nett sein muß, meinen Ärger, meine Enttäuschung und Wut nicht zeigen darf«. Kurzum: »Ich muß immer eine gute Miene zum ›bösen Spiel‹ machen. Ich kann deshalb nie ›nein‹ sagen, ich darf mich nicht behaupten, weil ich sonst vielleicht nicht mehr geliebt werde.« Solche Gedanken und Gefühle können ebenso belastend sein wie äußere Reize oder Stressoren. Zusätzlich zu dem Erkennen von inneren und äußeren Reizen gibt es schließlich auch persönliche Belastungssituationen (Stressoren), die situativ und zeitlich lange andauern können. Vielleicht befinden Sie sich seit längerem in einer Finanzkrise, oder Sie erleben eine konflikthafte Scheidung.

Sie haben vielleicht einige Reize und Stressoren entdeckt. Das Problem dabei ist, daß man im Alltag nicht immer an sie denkt. Da es für das Bewältigungstraining jedoch wichtig ist, relativ schnell auf die Reize und Stressoren zu reagieren, sollten Sie sich rote Klebepunkte besorgen und diese als Mahnung »aufkleben«. Dazu einige ernstgemeinte, obgleich auch spaßige Beispiele:

- hektisches Autofahren (aufs Lenkrad)
- permanente Zeitnot (auf die Uhr)
- Telefonstreß (aufs Telefon)
- stressiger Ehemann (auf seine Brille) etc.

2. Entspannung

Nach der Reiz- und Stressorenerkennung wird zunächst noch einmal die automatisierte Kurzentspannung geübt. Das heißt, daß Sie durch eine einmalige kurze Gesamtentspannung in wenigen Minuten Ihre körperliche Erregung vermindern sollen. Diese Kurzentspannung kann erst nach einem mehrwöchigen täglichen Üben erreicht werden.

3. Abschwächung

Mit dem Reizverarbeitungstraining sollen Sie Körperantennen dafür entwickeln, äußere und innere Belastungssituationen (Reize) und deren körperliche Auswirkungen zu entdecken und die begleitende körperliche Erregung durch Entspannung abzusenken. Sie sollen also lernen, zunehmend die unangenehmen Reize entspannt zu bewältigen.

Anhand des folgenden Beispiels aus einer Therapie, möchten wir Ihnen das Reizverarbeitungstraining demonstrieren:

Akustische Reizverarbeitung mit Telefon
Therapeut: »*Schließen Sie jetzt die Augen. Sie hören jetzt gleich das klingelnde Telefon. Sie mögen vielleicht zwischenzeitlich das Bedürfnis haben, das Telefon abzuheben. Sie sollten diesem Gefühl aber widerstehen. Achten Sie ganz genau darauf, wie der Ton des Telefons auf Ihren Körper wirkt ...* (Telefon läuten lassen, etwa 10- bis 20mal).*
Was verspüren Sie gerade innerlich?
Was denken Sie?
Versuchen Sie, das Körpergefühl möglichst zu empfinden. Sie möchten vielleicht den Ton so schnell wie möglich abschalten. Lassen Sie ihn jedoch noch ein wenig auf sich wirken ...
Ich werde jetzt langsam den Ton herunterfahren, und Sie*

sollten sich vorstellen, daß Sie diesen Ton mehr und mehr in den Hintergrund drängen (langsam den Ton des Telefons bzw. die Lautstärke herunterfahren). *Versuchen Sie, Ihr Köperempfinden genau jetzt zu beschreiben, insbesondere auch Ihr positives Körpergefühl* (im Hintergrund langsam eine angenehme Musik, z. B. Panflöte, einspielen).

Lassen Sie sich mehr und mehr auf die angenehme Musik ein, und versuchen Sie, die positiven Körperempfindungen, die Sie womöglich haben könnten, nachzuempfinden (Telefon ausschalten) *... Ihr ganzer Körper ist nun entspannt und gelöst, Sie lassen die Musik auf sich wirken und stellen sich dabei vor, daß Sie vielleicht an einem Strand liegen oder in Ihrem Bett und den Frühstückskaffee riechen. Lassen Sie sich auf die Musik, auf Ihre Vorstellung dazu ein ...* (etwa ein bis zwei Minuten die Wirkung der Entspannung genießen lassen) *...*

Öffnen Sie jetzt wieder die Augen, beschreiben Sie, wie es Ihnen geht (beschreiben lassen) *...«*

Nach einer kurzen Pause:

»Wir wiederholen diese Übung nochmals. Sie sollten nun folgendes versuchen: Führen Sie während des Telefonklingelns zunächst eine Gesamtentspannung durch. Danach sollten Sie die Panflötenmusik, die Sie in der Zwischenzeit gespeichert haben, innerlich nachsummen und auf das Telefon dabei kaum achten. Wir versuchen das jetzt einmal ... (das Telefon wieder einschalten, zunächst in geringer Lautstärke, gleichzeitig den Patienten die Gesamtentspannung durchführen lassen) *... Ich werde jetzt langsam den Ton höher fahren, Sie sollen versuchen, den Ton entspannt zu bewältigen und entsprechende unangenehme Körperempfindungen nicht zuzulassen ...«.*

Dieser Vorgang wird so oft wiederholt, bis keine starke körperliche Erregung erfolgt, d. h. eine *Gewöhnung* an die Situation erreicht worden ist.

Weitere Übungsbeispiele könnten folgende Situationen sein:

• Entspanntes Anschauen von aufregenden Fernsehfilmen
• Entspannung im Kino
• Entspannung in der Diskothek etc.

Geruchssensibilisierung

Besorgen Sie sich diverse Geruchsstoffe, wie Knoblauch, Zwiebeln, ein verschwitztes Hemd, Seife, Vanille, Blumen, Parfüm etc. »Beriechen« Sie die Objekte und unterteilen Sie diese in unangenehme und angenehme. »Beriechen« Sie nochmals die unangenehmen Stoffe, entspannen Sie sich, und setzen Sie angenehme Gerüche dagegen. Tragen Sie hierzu ein »Riechfläschchen« bei sich.

Gedanken und Gefühle sind häufig belastende Ereignisse für Patienten und können zu Migräneanfällen führen. Bei Migränepatienten finden sich oftmals sogenannte irrationale Einstellungen, wie z. B. ich muß *immer* erfolgreich sein, darf *keine* Fehler machen, muß *immer* funktionieren, will *immer* geliebt werden etc. Überprüfen Sie, wie sinnvoll manche dieser Gedanken sind, und ob oder inwiefern diese Gedanken im Alltag für Sie belastend sind.

Ein besonderes Problem haben Migränepatienten mit Reizen, die sich überlappen (sogenannte Interferenz). Ein typisches Beispiel ist die Teilnahme an einer Stehparty, wo der Migränepatient sich in einem Gespräch mit einem Bekannten befindet, aber kaum in der Lage ist, diesem Gespräch mit großer Aufmerksamkeit zu folgen, da er auch andere Gesprächsfetzen mithört. Sowohl interferierender Lärm als auch interferierende optische Signale werden vom Migränepatienten kaum bewältigt. Suchen Sie sich solche Interferenzsituationen in Ihrem Alltag, und gehen Sie aktiv mit ihnen um.

Wichtig ist, daß Sie unangenehme optische Reize nicht mehr vermeiden, sondern sich mit diesen auseinandersetzen. Das richtige Umgehen mit negativen, belastenden Gedanken ist ein wichtiges therapeutisches Ziel. Die hierfür entwickelten Techniken (sogenannte kognitiv-verhaltensmäßige Techniken) sollten möglichst gemeinsam mit einem Verhaltenstherapeuten gelernt werden.

Noch einige Tips:

- Sie sollten generell eine Kassette mit angenehmer Musik in Ihrem Auto parat haben. Immer dann, wenn unangenehme Körperempfindungen bei Reisen auftreten, sollen Sie diese Kassette einlegen.
- Zur Verhinderung einer extremen visuellen Stimulation sollten Sie generell eine Sonnenbrille bei sich tragen und diese bei unangenehmen Körperempfindungen auch aufsetzen.
- Bei unangenehmen Körperempfindungen, die durch Gerüche entstehen, sollten Sie jeweils einen Geruchsstoff mit sich führen (z. B. Parfüm), der Ihnen angenehm ist. Auch hier sollten Sie im Alltag Körpergeruchsempfindungen »korrigieren«.

Streßbewältigung für Spannungskopfschmerzpatienten

Wir haben oben das *Streßbewältigungstraining* als eine Technik für Spannungskopfschmerzpatienten und das *Reizverarbeitungstraining* für Migränepatienten angegeben. Spannungskopfschmerzpatienten sollen lernen, die für den Kopfschmerz relevanten belastenden Stressoren zu erkennen und zu identifizieren und deren Wirkung dann mittels Entspannungstechniken abzuschwächen. Das Ziel des Streßbewältigungstrainings ist es, unmittelbare alltägliche Belastungen besser zu bewältigen und den Körper zu entlasten.

Spannungskopfschmerzpatienten werden in der gleichen Art und Weise mit Stressoren konfrontiert. Auch hier werden die im Alltag entdeckten und für den Kopfschmerz eventuell verantwortlichen Stressoren mit Hilfe von Kurzentspannung abgeschwächt und »bewältigt«. Wir möchten jedoch hervorheben, daß beim Spannungskopfschmerz die Kombination zwischen Entspannung, Biofeedback und Streßbewältigungstraining gegebenenfalls auch unter Einbeziehung medikamentöser Behandlungsverfahren wichtig ist.

Im folgenden möchten wir Ihnen noch einige Tips geben, wie Sie im Alltag lockerer und entspannter werden können und sich vor unangenehmen Reizen »schützen« können.

Tips:
- einmal am Tag 20 Minuten Entspannung: ein heißes Bad nehmen, in der Sonne liegen etc.
- angenehme (betörende) Musikkassette im Auto
- bei grellem Licht Sonnenbrille tragen
- angenehme (betörende) Gerüche bei sich tragen (»Riechfläschchen«)
- Handy nicht mit sich herum tragen

Der letzte Schritt:

Kopfschmerzen »vergessen«

Vermutlich haben Sie jetzt dieses Buch aufmerksam durchgelesen, die verschiedenen Fragebögen bearbeitet und auch einzelne Übungen durchgeführt. Dazu möchten wir Ihnen herzlich gratulieren. Denn dann haben Sie aktiv an der Bewältigung Ihrer Kopfschmerzen »gearbeitet«. Wir wollten Sie informieren, ermuntern und aktivieren, Ihre Kopfschmerzen zu Ihrer »Chefsache« zu machen. Diese *Hilfe zur Selbsthilfe* ersetzt aber niemals die fachliche Unterstützung durch einen Arzt oder Therapeuten.

Vielleicht haben Sie bislang so manche andere Behandlungsmethode vermißt, wie z. B. Akupunktur, Neuraltherapie, Massage, Chiropraktik, Krankengymnastik etc. Diese und zahlreiche andere Behandlungsvorschläge werden immer wieder in den Medien verbreitet. Sicherlich kann mit einigen dieser Verfahren, wie z. B. der Akupunktur, bei manchen Patienten eine Verbesserung der Kopfschmerzen erreicht werden. Meist sind die Erfolge nur mäßig und nicht langandauernd. Sollten Sie jedoch Interesse an Akupunktur haben, wenden Sie sich an Ihren behandelnden Arzt, der Ihnen sicherlich Kollegen nennen kann, die eine entsprechende Ausbildung absolviert haben. Die *einzig optimale* Therapie für die Migräneerkrankung und den Spannungskopfschmerz gibt es leider nicht. Allerdings kann durch Ihre Selbsthilfe und die Unterstützung durch Ärzte und Therapeuten auch bei schweren chronischen Kopfschmerzen eine deutliche Linderung der Beschwerden erreicht werden.

Der letzte, zehnte Schritt Ihres Selbsthilfe-Programms soll nunmehr dazu führen, daß Sie Ihre Kopfschmerzen mehr und mehr »vergessen«. Vielleicht haben Sie bemerkt, daß durch die intensive Beschäftigung mit dem Kopfschmerz Ihr Kopf zuweilen sogar mehr »gebrummt« hat als sonst.

Deshalb wollen wir Sie jetzt abschließend nochmals bitten, Ihr Gelerntes zu überprüfen. Bearbeiten Sie zu diesem Zweck den nachfolgenden Selbsttest, indem Sie die angefangenen Sätze ergänzen:

Selbsttest: Ergänzen Sie die angefangenen Sätze

1. Wenn sich meine Kopfschmerzen plötzlich verändern, sollte ich _____
   _____(Seite 29)

2. Übelkeit und Erbrechen kommen bei _____
   _____vor. (Seite 34)

3. Die tägliche Einnahme von Schmerzmitteln kann _____
   _____(Seite 39)

4. Migräne als Reizverarbeitungsstörung besagt _____
   _____(Seite 50)

5. Bei meiner Migräne muß ich besonders achten auf _____
   _____(Seite 55)

6. Spannungskopfschmerzen können u. a. auftreten nach _
   _____(Seite 57)

7. Bei meinem Arzt werde ich fragen nach _____
   _____(Seite 75)

8. Das Kopfschmerztagebuch hilft _____
   _____(Seite 77)

9. Schmerzmittel sollten nur _____
   _____ (Seite 97)

10. *Triptane* sind _____
    _____ (Seite 53)
11. Eine Migräneprophylaxe ist _____
    _____ (Seite 91)
12. Regelmäßiger Sport und Schlaf sind _____
    _____ (Seite 124)
13. Diät ist _____
    _____ (Seite 126)
14. Die Progressive Muskelentspannung dient dazu, _____
    _____ (Seite 130)
15. Die drei Schritte des Streßbewältigungs- und
    Reizverarbeitungstrainings sind _____
    _____ (Seite 155)

Wir verzichten ganz bewußt darauf, Ihnen die »richtigen« Antworten vorzugeben, weil wir überzeugt sind, daß Sie inzwischen hinsichtlich Migräne und Spannungskopfschmerzen ein(e) Experte(in) sind. Wir haben Sie *zum eventuellen Nachschlagen* auf die entsprechenden Seiten verwiesen.

Abschließend möchten wir Sie nochmals auf die Eckpfeiler einer hilfreichen Kopfschmerzbehandlung hinweisen:

Die Eckpfeiler der Kopfschmerzbehandlung
- Gehen Sie grundsätzlich zur Diagnosestellung und Therapieeinleitung zu Ihrem Arzt!
- Behandeln Sie sich auf keinen Fall selbst mit Medikamenten!
- Fragen Sie Ihren Arzt nach den Empfehlungen der Deutschen Migräne- und Kopfschmerzgesellschaft!
- Fragen Sie Ihren Arzt nach den neuen Medikamenten (z. B. Triptane)!
- Fragen Sie Ihren Arzt nach Adressen von Verhaltenstherapeuten!

- Führen Sie ein Kopfschmerztagebuch!
- Verändern Sie durch richtige Darstellungen die Vorurteile anderer zum Kopfschmerz!
- Treiben Sie regelmäßig etwas Sport (z. B. Walking)!
- Achten Sie auf eine gesunde Lebensführung (mit ausreichend Schlaf)!
- Legen Sie während des Tages gelegentliche »Boxenstopps« ein!
- Genießen Sie das Leben!

Und jetzt wünschen wir Ihnen alles Gute und vor allem: Schließen Sie jetzt erst einmal das Kapitel Kopfschmerz ab. Vergessen Sie ihn, und lesen Sie als nächstes Buch etwas Leichteres, einen Roman oder einen Krimi. Viel Spaß dabei.

Anhang

Adressen

Kopfschmerzexperten

Deutsche Migräne- und Kopfschmerzgesellschaft e. V. (DMKG)
Auf schriftliche Anfrage erhalten Sie eine Liste von wohnort-
nahen Kopfschmerztherapeuten, die Mitglieder der Deutschen
Migräne- und Kopfschmerz-Gesellschaft sind, unter:

Deutsche Migräne- und Kopfschmerz-Gesellschaft e. V.
Prof. Dr. G. Haag
Elztal-Klinik
Pfauenstraße 6
79215 Elzach
Telefon: (0 76 82) 8 05-1 13,
Fax: (0 76 82) 8 05-1 35

Deutsche Gesellschaft zum Studium des Schmerzes (DGSS)
Gibt ein Verzeichnis von ärztlichen und psychologischen
Schmerztherapeuten heraus:

Deutsche Gesellschaft zum Studium des Schmerzes
Prof. Dr. K. A. Lehmann
Klinik für Anästhesiologie
Universität Köln
Joseph-Stelzmann-Straße 9
50924 Köln
Telefon: (02 21) 47 86-6 86, Fax: (02 21) 47 86-1 16

Deutsche Gesellschaft für Psychologische Schmerztherapie und -Forschung (DGPSF)
Hier erhalten Sie Hinweise auf psychologische Schmerztherapeuten, die spezialisiert sind auf nichtmedikamentöse Techniken (RMR, Streßbewältigungstraining etc):

Frau Prof. Dr. Birgit Kröner
Psychologisches Institut der Universität Göttingen
Georg-August-Universität
Goßlerstraße 14
37073 Göttingen
Telefon: (05 51) 39 35-82 81, Fax: (05 51) 39 35-44

Ärztekammern und Kassenärztliche Vereinigungen:
können Ihnen anerkannte ärztliche Schmerztherapeuten/innen in Ihrem Wohnumfeld benennen. Namen von zugelassenen ärztlichen und psychologischen Verhaltenstherapeuten bekommen Sie von der Kassenärztlichen Vereinigung, die für Ihr Wohngebiet zuständig ist.

Ihre Krankenkasse
ist Ihnen sicherlich auch dabei behilflich, einen Schmerzexperten, eine Schmerzambulanz oder Schmerzklinik zu finden.

Kopfschmerz-Selbsthilfegruppen
Sie finden sicherlich in fast jeder größeren Stadt Kopfschmerz- oder Migräneselbsthilfegruppen. Darüber hinaus gibt es spezielle Selbsthilfeorganisationen (Auswahl).
1. Der Bundesverband Deutsche Schmerzhilfe e. V.
   Geschäftsstelle
   Sietwende 20
   21270 Grünendeich
   Telefon: (0 41 42) 81 04 42, Fax: (0 41 42) 81 04 35

2. Migräne Liga e. V.,
   z. H. Herrn Karhaiding
   Westerwaldstr. 1
   65462 Ginsheim-Gustausburg

3. Kontakt und Informationsstellen
   für Selbsthilfegruppen (KISS)
   Gaußstraße 21
   22765 Hamburg

4. Kontakte, Informationen
   und Beratung im Selbsthilfebereich (KIBIS)
   Rathausstraße 8
   23990 Ratzeburg

Weiterführende Literatur:

Ensink, F. B. M & Soyka, D. (1994): Migräne. Springer Verlag
   Heidelberg
Gerber, W. D. (1998) Kopfschmerz und Migräne. Mosaik Verlag
   München
Göbel H. (1997): Die Kopfschmerzen. Springer Verlag Heidel-
   berg
Pfaffenrath V. & Gerber W. D. (1992): Chronische Kopfschmer-
   zen. Kohlhammer Verlag Stuttgart

Register

KÖRPERSPRACHE –
UNSER ELEMENTARSTES
KOMMUNIKATIONSMITTEL

Samy Molcho ist einer der berühmtesten Pantomimen
und Spezialist für Körpersprache.

Anschaulich vermittelt er die Grundlagen der
Körpersprache, damit wir lernen können, sie bei
anderen zu entziffern und selbst wirkungsvoll
einzusetzten – im Beruf wie im Privatleben.

Alle lieferbaren Titel:

- Körpersprache (12667)

- Partnerschaft und Körpersprache (12718)

- Körpersprache im Beruf (12733)

- Körpersprache der Kinder (12731)

Sämtliche Bände enthalten
zahlreiche Fotos.

GOLDMANN

SAMY
MOLCHO

»FIT FÜRS LEBEN«

hat unsere Einstellung zu Ernährung und Gesundheit
von Grund auf verändert.
Der ganzheitliche Ansatz von »Fit fürs Leben« setzt sich
zum Ziel, Gemütsruhe und Seelenfrieden mit körperlicher
Gesundheit und Leistungsvermögen zu verbinden.

Alle lieferbaren Titel:

Fit fürs Leben – Fit for Life (13533):
Das Programm für Gesundheit und Schlankheit

•

Fit fürs Leben – Fit for Life 2 (13621):
Gesund werden und gesund bleiben in allen Lebensbereichen

•

Fit fürs Leben – Das Fit-for-Life-Kochbuch (13735):
Über 350 Rezepte für das Wohlbefinden

•

Neue Eßkultur mit Sonnenkost (13640):
Köstliche Rezepte, die das Auge besonders erfreuen

•

Fitonics fürs Leben (16112):
Das ganzheitliche Fitneßprogramm für Körper, Geist und Seele

»Gesund zu leben ist keine Kunst,
die wir lernen müssen, sondern eine instinktive
Lebensweise, zu der wir zurückkehren müssen«
Harvey und Marilyn Diamond

GOLDMANN

GOLDMANN

*Das Gesamtverzeichnis aller lieferbaren Titel erhalten Sie
im Buchhandel oder direkt beim Verlag*

★

Taschenbuch-Bestseller zu Taschenbuchpreisen
– Monat für Monat interessante und fesselnde Titel –

★

Literatur deutschsprachiger und internationaler Autoren

★

Unterhaltung, Kriminalromane, Thriller
und Historische Romane

★

Aktuelle Sachbücher, Ratgeber, Handbücher und
Nachschlagewerke

★

Bücher zu Politik, Gesellschaft, Naturwissenschaft und Umwelt

★

Das Neueste aus den Bereichen
Esoterik, Persönliches Wachstum und Ganzheitliches Heilen

★

Klassiker mit Anmerkungen, Anthologien und Lesebücher

★

Kalender und Popbiographien

★

Die ganze Welt des Taschenbuchs

★

Goldmann Verlag • Neumarkter Str. 18 • 81673 München

Bitte senden Sie mir das neue kostenlose Gesamtverzeichnis

Name: _____

Straße: _____

PLZ / Ort: _____